MINISTÈRE DE LA GUERRE

7ᵉ Direction. — Service de santé. — Bureau des Hôpitaux.

MANUEL

DE L'INFIRMIER

MILITAIRE

PARIS

VICTOR ROZIER, ÉDITEUR

Libraire de la Médecine, de la Chirurgie et de la Pharmacie militaires.

26, rue Saint-Guillaume, 26

1884

MANUEL

DE

L'INFIRMIER MILITAIRE

MINISTÈRE DE LA GUERRE

7ᵉ Direction. — Service de santé. — Bureau des Hôpitaux.

MANUEL

DE L'INFIRMIER

MILITAIRE

PARIS

VICTOR ROZIER, ÉDITEUR

Libraire de la Médecine, de la Chirurgie et de la Pharmacie militaires.

26, rue Saint-Guillaume, 26

1884

PRÉLIMINAIRES

Les infirmiers militaires se divisent en deux catégories : les infirmiers régimentaires et les infirmiers du service des hôpitaux.

1° INFIRMIERS DU SERVICE DES HOPITAUX

Le personnel des infirmiers du service des hôpitaux est organisé en un certain nombre de sections comprenant :

1° Des infirmiers commis aux écritures ;

2° Des infirmiers de visite ;

3° Des infirmiers d'exploitation du service général.

Ces sections sont attachées aux différents corps d'armée et affectées au service des hôpitaux, des dépôts de médicaments et des magasins du mobilier; en campagne, au service des ambulances. Des infirmiers peuvent aussi être détachés pour faire le service dans les salles militaires des hospices civils.

Chaque section forme un corps distinct, tant pour l'administration que pour le commandement, sous l'autorité immédiate d'un officier d'administration principal ou comptable, assisté d'un adjudant en premier ou en second.

Les infirmiers des trois catégories ont une même hiérarchie; mais leurs fonctions sont distinctes :

Les commis aux écritures sont spécia

lement affectés au service des bureaux, à la comptabilité ;

Les infirmiers de visite sont chargés de l'exécution des petits pansements, de la tenue des cahiers de visite, de l'établissement des relevés journaliers des aliments et des médicaments, et de la distribution de ces derniers ; .

Les infirmiers d'exploitation, employés dans les hôpitaux, sont attachés aux salles des malades, à la pharmacie, à la cuisine, à la salle des bains et aux autres services se rattachant à l'exploitation de ces établissements. — Dans les dépôts des médicaments, dans les magasins du mobilier, ils sont occupés à des travaux spéciaux.

2º INFIRMIERS RÉGIMENTAIRES

Les infirmiers régimentaires, distincts

des infirmiers du service des hôpitaux ne forment pas corps. Comme les brancardiers régimentaires, ils sont attachés aux corps de troupe et choisis parmi les militaires ayant reçu une instruction théorique et pratique appropriée à leurs fonctions.

Ils sont employés au service de l'infirmerie et, en campagne, ils concourent, sous la direction des médecins des corps, à donner des soins aux blessés.

MANUEL

DE

L'INFIRMIER MILITAIRE

CONSIDÉRATIONS GÉNÉRALES

Devoirs des infirmiers d'exploitation.

1. — Les devoirs des infirmiers militaires sont de donner, sous la direction des médecins et des officiers d'administration, des soins aux militaires malades admis dans les hôpitaux et dans les ambulances.

Auxiliaires des médecins, ils concourent à soulager les malades et à assurer leur guérison.

Qualités que doit avoir un infirmier.

2. — Soumis et disciplinés comme

tous les militaires, ils doivent être doux et patients avec les malades, dévoués et se bien pénétrer de l'importance de leur service, quelquefois pénible et difficile à remplir. — Témoins de grandes souffrances, ils doivent y compatir en conservant le calme et le sang-froid nécessaires à l'accomplissement de leurs devoirs.

Ils doivent exécuter très exactement les ordres qu'ils reçoivent, aussi exactement que si c'était une consigne et ne se permettre, sous aucun prétexte, de les discuter ou les modifier.—Souvent la vie d'un malade peut être compromise par un ordre négligé ou mal exécuté.

Discipline et subordination.

3. — Les infirmiers sont soumis envers les fonctionnaires de l'intendance, les médecins, les pharmaciens et les officiers d'administration sous les ordres desquels ils se trouvent, et entre eux, à toutes les règles de la subordination.

Ils relèvent de l'autorité militaire pour tout ce qui concerne le service général, l'ordre public, la police de la garnison et la police commune à toute arme.

Déférence envers les sœurs hospitalières.

4. — Dans les hôpitaux où il y a des sœurs hospitalières, ils sont tenus envers elles au respect et à la déférence.

Rapports avec les malades.

5. — Les infirmiers ne doivent jamais manquer aux égards qu'ils doivent aux malades, quand même ils seraient mal-traités par eux; s'ils ont à se plaindre, ils recourent à l'autorité de l'officier d'ad-ministration de garde.

Neutralité.

6. — Dans les ambulances et les hô-pitaux militaires, les infirmiers partici-pent au bénéfice de la neutralité tant qu'il s'y trouve des malades et des blessés.

Ils doivent porter au bras gauche un brassard avec croix rouge sur fond blanc, signe distinctif adopté par la Convention de Genève pour le personnel neutralisé.

PREMIÈRE PARTIE

SERVICE DANS LES HOPITAUX

TITRE PREMIER

SERVICE DES INFIRMIERS

CHAPITRE PREMIER

RÉCEPTION DES ENTRANTS

Dépôt et délivrance d'effets au vestiaire.

7. — Lorsqu'un malade entre à l'hôpital, après avoir été inscrit au bureau des entrées, il est conduit par un infirmier au vestiaire, où il laisse ses vêtements, à l'exception des gilets de flanelle ou de tricot, et prend ceux de l'hôpital. Il reçoit un mouchoir, un bonnet de coton, une cravate, une chemise, un caleçon, un pantalon, une capote, une paire de chaussettes et une paire de pantoufles.

Lavage, bain de pieds.

8. — Avant de changer de vêtements, lorsque la disposition des locaux le permet, l'infirmier de garde lui fait prendre un bain de pieds dans une baignoire affectée à cet usage et remplie d'eau tiède, à moins que son état de maladie ne le permette pas ou d'ordre contraire du médecin de garde. Ce bain, destiné à nettoyer les pieds du malade, ne doit durer que le temps nécessaire pour débarrasser les pieds des impuretés qui les souillent.

Pendant cette immersion, ses mains sont lavées, s'il y a lieu, avec une éponge imbibée d'eau tiède, puis essuyées avec un linge sec. On lui met ensuite des chaussettes et des pantoufles.

Changement de vêtements.

9. — L'infirmier aide le malade à se déshabiller en évitant de le refroidir. Il a soin, pour enlever les vêtements, de ne lui imprimer aucun mouvement brusque et de ne lui donner aucune attitude pénible. Si l'un des membres est le siège d'une affection douloureuse, il dégage d'abord l'autre membre, afin de pouvoir débarrasser, sans tiraillements, celui qui est malade. Il les remplace par de nouveaux vêtements en s'y prenant en sens inverse.

10. — Il enlève d'abord le pantalon, qu'il remplace par celui de l'hôpital, puis il ôte la capote ou le vêtement qui en tient lieu, change la chemise, passe la capote de l'hôpital et termine en mettant la cravate.

Le changement de la chemise doit être exécuté rapidement. On la fait passer par-dessus la tête, en la soulevant de bas en haut et en roulant le pan postérieur sur lui-même, en même temps qu'on dégage les bras comme il vient d'être dit.

Cependant, si, après avoir ôté le pantalon, l'infirmier remarque que la chemise est trop sale pour la faire passer devant le visage du malade, il dégage les bras et la fait descendre le long du corps, et le pantalon n'est remis qu'après la chemise.

On suit, pour mettre la chemise de l'hôpital, le premier mode. Les pans étant roulés sur eux-mêmes, on introduit l'un après l'autre les bras du malade dans les manches de la chemise, qui est ensuite glissée de haut en bas sur ses épaules et sur son corps.

11. — Si, pendant ces manœuvres, il s'aperçoit que quelques parties du corps ont besoin d'être nettoyées, il les lave sur-le-champ avec l'éponge imbibée d'eau tiède et les essuie.

Emmagasinage des effets du malade.

12. — Après que le malade est habillé, l'infirmier du vestiaire réunit, dans un sac du malade ou en un paquet, tous les effets qui lui appartiennent et y attache une étiquette portant le numéro de l'enregistrement, le nom et la date d'entrée du militaire, ainsi que le détail de ses effets.

Le linge sale, mis à part pour être blanchi, est réuni sous le même numéro en revenant du blanchissage.

Les effets des galeux sont également mis à part pour être désinfectés, avant d'être déposés au magasin. — Le vestiaire doit chaque jour être aéré.

Armes, argent, bijoux, etc.

13. — Les entrants ne doivent conserver ni armes, ni argent, ni bijoux, ni cartes, ni dés à jouer, ni aucun vêtement ou effet particulier, à l'exception des objets de toilette, qu'ils renferment dans le petit sac de lit, et des gilets qu'ils peuvent garder lorsqu'ils le demandent.

Si l'infirmier chargé du vestiaire trouve sur le malade de l'argent ou des bijoux, il doit immédiatement en donner avis à l'officier d'administration préposé aux entrées.

CHAPITRE II

VISITE DES ENTRANTS PAR LE MÉDECIN DE GARDE

14. — En sortant du vestiaire, le malade est conduit par un infirmier à la chambre du médecin de garde, qui le visite, prescrit les médicaments qui lui sont nécessaires en attendant la visite du médecin traitant et indique le service sur lequel il doit être dirigé.

15. — Le malade est ensuite conduit dans la salle et au lit qui lui ont été assignés. L'infirmier l'aide, s'il y a lieu, en le soutenant par le bras ou sous l'aisselle. S'il ne peut marcher, il est transporté sur le brancard qui a servi à l'amener à l'hôpital.

CHAPITRE III

ARRIVÉE DES ENTRANTS DANS LES SALLES

16. — Lorsqu'un entrant arrive dans la salle qui lui est destinée, les infirmiers doivent l'accueillir avec douceur. En attendant qu'ils préparent son lit, ils le font asseoir, à moins qu'il n'ait été apporté sur un brancard, et le mettent près du feu, si c'est l'hiver.

S'il n'a pas changé de vêtements au vestiaire, si ses pieds et ses mains n'y ont pas été lavés et qu'il n'y ait pas d'ordre contraire du médecin de garde, les infirmiers de la salle exécutent ces différentes opérations comme il a été dit précédemment.

17. — Ils veillent à ce que ses camarades, entraînés par l'intérêt qu'ils lui portent, ne l'importunent pas de questions et ne l'entourent pas en trop grand nombre.

Manière de préparer un lit.

18. — Le lit, toujours fait avec soin, doit présenter un plan uniforme, un peu plus élevé vers la tête, mais pas assez pour que le malade puisse glisser. Il faut que la pente ne se prolonge pas au delà du milieu du lit.

La paillasse ne doit pas être complètement remplie et il est important que sa surface supérieure ne soit pas trop bombée; autrement, le coucher serait dur, et le malade serait exposé à glisser vers le bord du lit.

Le traversin sera enveloppé par le drap inférieur, dont l'extrémité, dirigée d'arrière en avant, sera fixée au-dessous de lui.

Les draps et les couvertures, étendus régulièrement sur toute la surface du lit et leurs bords latéraux, pendants également des deux côtés, seront, ainsi que leur bord inférieur, glissés entre la paillasse et le matelas sans y faire de saillie. L'extrémité supérieure de la couverture, qui ne devra jamais être doublée, ne dépassera pas le bord inférieur du traversin.

Les draps ne devront faire aucun pli, et la partie saillante des coutures sera disposée de façon à ne pas être en contact direct avec le malade.

19. — Il est des cas dans lesquels, surtout pour les blessés, la préparation du lit exige des soins particuliers. Ainsi, pour les fractures des membres, il importe non seulement que le lit soit parfaitement uni, mais qu'il ne s'affaisse pas et qu'il offre une égale résistance sur tous ses points. On se sert alors de matelas de crin, ou l'on place des planches entre le matelas et la paillasse. C'est aux médecins qu'il appartient de régler ces dispositions.

Garnir le lit d'un drap d'alèze.

20. — Toutes les fois qu'on a à craindre que le malade salisse son lit, soit par des selles involontaires, soit par un écoulement de sang ou de pus, le lit doit être garni, à l'endroit convenable, d'une alèze ou drap plié en plusieurs doubles sur sa longueur et réduit à un demi-mètre environ de largeur.

Si l'infirmier prévoit que les accidents qui nécessitent cette précaution se renouvelleront fréquemment, il place sous le malade l'une des extrémités du drap qui ne doit arriver qu'au bord du lit ; il glisse l'autre sous le bord opposé, après l'avoir roulée sur elle-même.

21. — Lorsque l'entrant est trop faible ou trop gravement malade pour pouvoir rester assis pendant ces préparatifs, les infirmiers de la salle le font provisoirement coucher sur un lit voisin ou sur un brancard.

Tisane et aliments des entrants.

22. — Aussitôt qu'un entrant est placé dans son lit, un infirmier se rend à la pharmacie avec un pot à tisane et les bons de médicaments prescrits par le médecin de garde. Après avoir pris la tisane et reçu les médicaments, il les porte au malade.

Il lui donne, selon la prescription, de la tisane chaude ou froide et lui fait prendre les autres remèdes, aux doses et aux heures indiquées.

Si des aliments ont été prescrits par

le médecin de garde, l'infirmier, en allant à la pharmacie, dépose les bons d'aliments à la dépense.

CHAPITRE IV

SERVICE DES SALLES DES MALADES

Avant la visite du matin.

23. — Tous les matins, avant la visite, les salles des malades doivent être aérées et balayées.

On ouvre d'abord les fenêtres afin de renouveler l'air intérieur des salles, en ayant soin de ne pas établir un courant d'air qui puisse incommoder les malades qui toussent et ceux qui sont en sueur ou atteints d'affections graves. — Les fenêtres ne doivent être ouvertes que d'un côté à la fois ; on se réglera, pour le nombre, sur la température extérieure. S'il y a du vent, on ouvrira de préférence les fenêtres opposées au côté d'où il soufflera.

La durée du temps pendant lequel les fenêtres resteront ouvertes sera également subordonnée à l'état atmosphérique. Lorsqu'il fera froid, on les fermera aussitôt que les salles seront balayées.

24. — Pendant que les fenêtres sont ouvertes, les infirmiers réparent le désordre des lits, vident et rincent les vases de nuit, les crachoirs, à l'exception de ceux qui renferment des liquides ou des matières qui peuvent intéresser le médecin traitant et être l'objet de son examen : tels que traces de sang dans les crachats, matières de vomissements, urines troubles, etc.

25. — Quelquefois des malades, pour dissimuler leur état, avant la visite, vident leur crachoir dans leur vase de nuit. Les infirmiers doivent s'attacher à leur faire comprendre que cette supercherie ne peut que nuire à leur intérêt, en privant le médecin de renseignements qui peuvent l'éclairer et servir à diriger leur traitement. S'ils ne réussissent pas à les en détourner, ils en rendront compte au médecin traitant.

26. — Les infirmiers doivent aussi rallumer les poêles pendant l'hiver, remplir les fontaines d'eau chaude ou froide, nettoyer les pots à tisane et autres ustensiles à l'usage des malades, cirer les parquets et les carrelages, etc.

27. — A défaut d'infirmiers de visite, ils enlèvent les fioles vides pour les reporter à la pharmacie, mais ne touchent pas aux médicaments qui auraient été prescrits pour être pris avant la visite ou à doses fractionnées, tels que : les potions purgatives, émétisées, etc., et aux remèdes pour usage externe qui, comme les liniments, peuvent servir plusieurs jours.

Ils laissent, à ceux qui en ont besoin, de la tisane en quantité suffisante pour attendre la distribution de celle qui sera prescrite à la visite du matin.

28. — Avant le balayage, les infirmiers doivent couvrir les pots à tisane, renverser les gobelets et les verres quand ceux-ci sont vides, ou les couvrir s'ils contiennent des médicaments.

Le balayage se fait en soulevant le moins possible la poussière et en commençant par le pourtour et le dessous des lits.

Après le balayage, les lits sont remis en place, en prenant soin que la tête ne touche pas au mur, et les fenêtres sont fermées.

Les infirmiers essuient les planchettes, mettent en ordre et placent d'une manière régulière les objets qui sont à la tête du lit, pour que les malades puissent les prendre facilement.

29. — Les latrines doivent être ventilées et nettoyées avec soin. Les fenêtres sont largement ouvertes ; le sol est lavé à grande eau ou frotté, selon qu'il est dallé ou planchéié.

Dans les latrines pourvues de sièges et de cuvettes à l'anglaise, les sièges sont lavés ou cirés s'ils sont en bois dur. Les cuvettes sont nettoyées, et on s'assure que les clapets fonctionnent bien. On remplit d'eau les réservoirs destinés au lavage des cuvettes.

Lorsqu'on jettera dans la fosse des liquides désinfectants, on aura soin de les verser sans toucher aux clapets, afin de ne pas les détériorer.

Les lieux d'aisances devront être toujours maintenus très propres et, pour obtenir ce résultat, il est indispensable que les infirmiers exercent une grande surveillance et recommandent aux malades de ne pas monter sur les sièges et de se servir des urinoirs.

30. — Tous ces travaux manuels doivent être faits dans le plus grand ordre et avec le moins de bruit possible, afin de ne pas troubler le repos des malades qui, quelquefois, après une nuit d'agitation et d'insomnie, ne trouvent que le matin un peu de calme à leurs souffrances.

Visite du matin.

31. — La visite des *médecins traitants* est, de toutes les parties du service des hôpitaux, celle qui intéresse le plus essentiellement les malades : les prescriptions de médicaments, les pansements, les opérations chirurgicales, l'alimentation et une foule de prescriptions qui tiennent à l'ordre et à la discipline intérieure ou qui intéressent la salubrité, s'y rattachent. — Aussi est-il nécessaire que le silence règne dans la salle et que rien ne vienne troubler les médecins dans l'exercice de leurs fonctions.

32. — Lorsque la visite sonne, tous les malades doivent se coucher. Les billets des entrants sont placés aux pieds des lits ; l'infirmier prenant la garde, en tenue de salle, se place en tête du rang qui lui est assigné par l'infirmier-major, et suit la visite, ainsi que l'infirmier qui descend la garde : ce dernier, pour rendre compte au médecin traitant du service dont il a été particulièrement chargé pendant sa garde ; le premier, pour recevoir directement les instructions sur ce qu'il aura à faire.

Infirmier descendant la garde.

33. — L'infirmier qui descend la garde rend compte au médecin traitant de l'exécution des prescriptions dont il était chargé, et lui fait connaître les remarques particulières qu'il a faites pendant la durée de sa garde, les accidents qui se sont produits chez les malades : vomissements, crachements de sang, accès de fièvre, etc.

Il doit être prudent en faisant ces communications et ne pas alarmer les malades. S'il a quelque chose à communiquer au médecin traitant, qui ne doit pas être entendu des malades, il le lui dit à part et avant la visite.

Infirmier prenant la garde.

34. — L'infirmier qui prend la garde doit écouter avec attention les recommandations qui lui sont faites par le médecin traitant au sujet de la surveillance qu'il convient d'apporter près de certains malades, des soins particuliers qu'il doit leur donner, de l'heure à laquelle les remèdes devront être pris et de la manière de les administrer.

Il est utile, pour qu'il ne fasse ni erreur ni oubli, qu'il prenne en note ces diverses recommandations.

Après la visite.

35. — Chaque infirmier, après la visite, prend les fonctions qui lui ont été assignées d'avance par l'infirmier-mojor. L'un accompagne le médecin qui fait des pansements, l'autre fait la distribution des tisanes ; ceux qui n'ont pas d'emploi spécial s'occupent du service général : de la propreté, de l'aération des salles, etc.

Pansements.

36. — Les infirmiers qui suivent les médecins chargés des pansements transportent les draps d'alèze, les cuvettes, l'eau et tout ce qui est nécessaire pour faire des pansements.

Distribution des tisanes.

37. — Les infirmiers à qui incombe la distribution des tisanes reçoivent de l'infirmier .de visite, après la visite de chaque salle, une liste indiquant la tisane prescrite à chaque malade. A la fin de la visite, ils portent les pots de tisane vides à la pharmacie et remettent leurs listes à l'infirmier chargé de donner les tisanes.

Lorsque les pots sont remplis, ils les reportent dans les salles et les répartissent entre les malades, en s'assurant, avant de placer le pot sur la tablette du lit, que son numéro correspond à celui du lit.

Si, d'après la recommandation du médecin traitant, les tisanes doivent être bues chaudes, les infirmiers les entretiendront en cet état avec une veilleuse ou autrement, en ne chauffant, toutefois, que la quantité que le malade peut boire en une ou deux fois.

Aération et propreté.

38. — Ceux qui sont désignés pour le service général ouvrent les fenêtres et prennent les précautions déjà recommandées (art. 23) et ne les ferment que lorsque l'air est suffisamment renouvelé. Si la température extérieure le permet, ils laissent ouverts les impostes et les ventilateurs.

Ils vident et rincent les vases et crachoirs renfermant des liquides, soumis à l'examen des médecins, refont les lits, etc., etc.

Ils lavent les mains et le visage des malades qui sont hors d'état de s'acquitter de ces soins de propreté.

Distribution des aliments.

39. — Au moment des distributions des aliments du matin et du soir, les infirmiers se lavent les mains et revêtent un tablier propre.

Ils se rendent, accompagnés par l'infirmier-major, à l'heure indiquée par la cloche de l'hôpital ou le clairon, à la dépense, où on leur remet les aliments des malades, qu'ils portent dans les salles et distribuent, en se conformant à l'appel qui en est fait par l'infirmier de visite.

Il leur est recommandé de la manière la plus expresse de ne délivrer aux malades que les aliments qui leur ont été prescrits, et ils apportent la plus grande attention à ce qu'on ne leur dérobe rien.

Ils signalent au médecin aide-major qui surveille la distribution les malades qui consomment des aliments qu'on ne leur a pas prescrits.

40. — Si les infirmiers ont pour devoir de veiller à ce que les malades ne se procurent jamais des aliments qui ne leur auraient pas été prescrits, ils doivent comprendre qu'ils commettraient une faute grave et encourraient une punition sévère en faisant eux-mêmes trafic d'aliments et de boissons; et que, de plus, ils se rendraient responsables des accidents qui, par leur imprudence, pourraient survenir chez les malades.

41. — Après le déjeuner et le dîner, les fenêtres sont ouvertes pendant quelques instants. Les infirmiers lavent avec soin, et sans perdre de temps, les ustensiles qui ont servi aux malades ; puis, la salle est de nouveau balayée et les fenêtres sont fermées en totalité ou en partie, suivant la saison.

Visite du soir.

42. — L'infirmier de garde accompagne, avec l'infirmier-major et l'infirmier de visite, le médecin qui fait la visite du soir. Il lui rend un compte détaillé de ce qui est arrivé, depuis la visite du matin, à chacun des malades soumis à sa surveillance particulière, et de tous les faits saillants survenus dans le service.

Il lui indique les entrants et prend note des instructions qui lui sont données, et qu'il doit suivre pendant sa garde.

Tenue des salles entre les visites.

43. — Les infirmiers, en dehors des travaux de propreté qu'ils ont exécutés le matin, avant et après la visite, doivent encore pendant la journée assurer le bon entretien des salles et de leurs dépendances. Il leur est prescrit de ne jamais rien laisser dans les salles de malades qui puisse en compromettre la salubrité.

Ils faciliteront le renouvellement de l'air à différentes heures de la journée en ouvrant les ventilateurs et les impostes sur plusieurs points de la salle et, de préférence, près des lits inoccupés ou occupés par des malades qui sont levés. La durée de l'aération sera en rapport avec la température extérieure.

Ils veilleront à ce que les portes des lieux d'aisances soient toujours fermées et s'assureront fréquemment que les malades se conforment aux recommandations qui leur ont été faites (art. 29).

Chauffage, température des salles.

44.—Lorsque les salles seront chauffées, ils entretiendront les feux et feront
en sorte d'avoir une température modérée et toujours à peu près égale, entre
16 et 18 degrés ; fixation qui pourra être
modifiée par le médecin traitant.

Pendant l'été, si la chaleur extérieure
est élevée, on fermera les rideaux et les
persiennes du côté de la salle exposé
aux rayons du soleil ; tandis qu'on tien-
dra ouvertes les fenêtres opposées. Toutefois, les infirmiers ne laisseront jamais les fenêtres ouvertes pendant la nuit
et auront soin de les fermer à une heure
peu avancée de la soirée.

Éclairage.

45. — Une demi-heure avant la nuit
et jusqu'au jour, les latrines, et le cou-
loir par lequel on s'y rend, doivent être
parfaitement éclairés.

Les salles des malades sont elles-mêmes éclairées pendant la nuit, mais sans que les malades puissent être dérangés par une lumière trop vive.

Surveillance, police des salles.

46. — Les infirmiers doivent recommander à tous les malades de ne point se lever, ni sortir des salles pour se promener ou aller aux lieux d'aisances sans être suffisamment vêtus.

47. — Ils s'opposeront à ce que les malades établissent dans les salles des conversations bruyantes et à ce qu'ils y fument ou se couchent sur leurs lits avec leurs souliers.

Les malades ne doivent avoir ni armes particulières, ni poudre, ni dés, ni cartes à jouer. Tous les jeux d'argent leur sont interdits. Les jeux désintéressés auxquels ils peuvent se livrer ne doivent pas troubler le repos des autres malades.

Visites faites aux malades par leurs camarades.

48. — Lorsque les malades sont dans un état grave et qu'ils sont visités par quelques-uns de leurs camarades soit des salles, soit de l'extérieur, ou par leurs parents, les infirmiers doivent veiller à ce qu'on ne les fatigue pas par une conversation trop prolongée, et surtout à ce qu'on ne leur donne ni aliments, ni fruits, ni médicaments, rien enfin qui n'ait été autorisé par le médecin traitant.

Service de nuit.

49. — Quand la nuit est arrivée, les infirmiers doivent faire coucher les malades et exiger le silence, particulièrement dans les salles où il y a des malades très souffrants et qui ont besoin de repos. Eux-mêmes s'appliqueront à ne pas faire de bruit en exécutant leur service.

Il leur est défendu de se coucher et il leur est prescrit de visiter souvent les malades, dont l'état est sérieux et qui nécessite une surveillance et des soins particuliers.

CHAPITRE V

SOINS PARTICULIERS A DONNER AUX MALADES

50. — Les infirmiers de service dans les salles surveillent les malades, et particulièrement ceux qui sont dans un état grave ; ils font boire ceux qui ne peuvent se servir eux-mêmes, administrent aux heures indiquées par les médecins les potions et les autres médicaments et exécutent ponctuellement les instructions

qui leur ont été données à la visite et à
la contre-visite.

Ils viennent en aide aux malades qui
désirent être soulevés, changer de position dans leur lit, qui veulent se lever,
ou ont des besoins à satisfaire, etc.

Renouvellement de la tisane.

51. — La tisane est distribuée deux
fois par jour, le matin après la visite,
dans l'après-midi de deux à trois heures.
En outre, il est fait une distribution sup-
plémentaire aux malades auxquels il a
été prescrit trois pots de tisane.

L'infirmier veille à ce que les grands
malades aient toujours de la tisane.
Lorsque la quantité inscrite sur les cahiers de visite est épuisée, il s'adresse
au médecin de garde qui décide s'il y
a lieu d'augmenter cette quantité. Dans
le cas où il en reconnaît l'utilité, il donne
à l'infirmier un bon avec lequel celui-ci

va prendre un nouveau pot de tisane à la pharmacie.

Faire boire les malades.

52. — Si les malades ne peuvent pas boire seuls, parce qu'ils sont trop faibles ou qu'ils sont en délire, les infirmiers les font boire, plus ou moins souvent, selon que les malades paraissent plus ou moins altérés. Ils ne leur donnent qu'une petite quantité de tisane à la fois.

Pour faire boire un malade, on se place à sa droite et, passant la main et l'avant-bras gauche sous l'oreiller ou le traversin, on lui soulève doucement la tête et la poitrine et, de la main droite, on approche le verre de sa bouche.

On le fait boire lentement en lui donnant le temps d'avaler et en faisant en sorte de ne pas répandre de liquide sur la chemise ou sur le lit.

Administration des médicaments.

53. — L'infirmier de garde fait prendre exactement les médicaments, tels que les potions et les pilules, qui doivent être administrées à des heures espacées dans la journée et pendant la nuit.

Les potions sont données généralement par une ou deux cuillerées à la fois, suivant les indications du médecin.

Les pilules sont administrées dans une cuillerée d'eau ou de tisane. L'infirmier doit se rendre bien compte du nombre de pilules qu'il donne et faire attention si le malade, au lieu de les avaler, ne les garde pas dans sa bouche pour les cracher ensuite.

S'il a été fait des applications de glace à quelques malades, il veille à ce que la vessie qui renferme la glace reste constamment appliquée sur le point indiqué par le médecin et la remet en place si elle vient à se déranger. Dès que la glace est fondue, il jette l'eau qui est dans la vessie et y remet de nouveaux fragments de glace. Chaque fois, il a la précaution de bien lier la vessie, afin que le malade ne soit pas mouillé.

Si un remède, prescrit à la visite, n'a pas été donné au malade, ils en informent le médecin de garde.

S'assurer que les malades prennent leurs médicaments.

54. — Les infirmiers s'assurent que les malades prennent bien leurs médicaments ; s'ils s'aperçoivent qu'un malade, soit par oubli, soit par répugnance, ne prend pas ses médicaments, ils l'exhortent à se conformer à l'ordonnance du médecin, et, en cas de refus, ils en préviennent l'infirmier-major.

Changement de linge.

55. — Les effets à l'usage des malades sont changés à des époques fixes, savoir :

Les draps de lit, tous les quinze jours.

Les caleçons, tous les huit jours.

Les chemises. . . . . \
Les bonnets de coton. \
Les chaussettes. . . . > tous les cinq jours.
Les mouchoirs . . . . /
Les serviettes. . . . . /
Les nappes pour les officiers. . . . . . . /

Indépendamment de ces changements réguliers, lorsque les chemises, les draps ou autres effets sont mouillés par la sueur du malade ou salis par du sang, du pus ou des matières fécales, ils doivent être changés. Ils le sont également chaque fois que le médecin traitant le prescrit.

Précautions à prendre pour le changement de linge.

56. — Lorsque les malades sont en

sueur, leur linge, s'il est mouillé, ne doit être changé qu'après l'arrêt de la transpiration et quand ils commencent à ressentir une impression de fraîcheur ou de froid. Jusque-là, il faut éviter de les découvrir. Toutefois, dans les cas où ils seraient trop fatigués par la chaleur et trop couverts, l'infirmier pourra les soulager en rejetant une des couvertures sur leurs pieds.

Le changement de linge, de chemise, de draps doit être fait rapidement et de façon que le malade ne se refroidisse pas. La chemise est chauffée et les draps sont bassinés, s'ils sont froids ou humides. Pendant ce changement, les fenêtres de la salle sont fermées.

57. — En même temps que le malade sera changé de linge, s'il est souillé par des matières fécales, du pus, etc., il sera lavé et nettoyé avec de l'eau tiède, et l'infirmier profitera de cette occasion pour arranger le lit, étendre le drap inférieur, relever le traversin, etc., s'il n'y a pas lieu de refaire le lit.

58. — Lorsque les draps doivent être changés, on couche le malade sur un autre lit, s'il y en a un de rechange à proximité de lui, ou on l'assoit dans un fauteuil quand il n'est pas trop souffrant. On le place momentanément, si on ne peut faire autrement, après l'avoir enveloppé dans une couverture, sur un brancard recouvert d'un matelas.

59. — Il est important, en changeant de linge et de lit des hommes gravement malades, d'agir avec une grande douceur, de leur éviter des secousses, de bien les soutenir et de ne pas les laisser trop longtemps assis. Ces changements sont toujours, pour des personnes très affaiblies, une cause de fatigue, et on a vu quelquefois la syncope en être la suite.

Placement d'un drap d'alèze.

60. — Dans les cas où le lit n'est pas

assez sale pour être complètement changé, les infirmiers se bornent à passer sous le malade un drap d'alèze bien sec, et même chauffé si la saison le comporte, ainsi qu'il a été dit (art. 20).

61. — Toutes les fois qu'un drap d'alèze est sali, il doit être changé. Pour faire ce changement, on engage l'extrémité de la nouvelle alèze entre les plis de l'extrémité la plus courte de l'alèze qui est sous le malade et on les fixe, si on le juge utile, avec de fortes épingles. Cela fait, on tire à soi, avec précaution, l'alèze salie qui entraîne l'autre à sa suite. Un infirmier soutient et dirige l'alèze de remplacement dont la surface doit être régulièrement tendue.

Si l'on a eu primitivement la précaution de ne placer sous le malade qu'une des extrémités du drap d'alèze, on se contente de déplacer la partie souillée qui est repliée et placée sous le matelas.

Placement d'un drap pour recevoir les crachats.

62. — Lorsque les malades qui sont très affaiblis et crachent abondamment éprouvent de la fatigue à saisir le crachoir qui est à la tête de leur lit, on étend au - devant de leur poitrine un drap d'alèze plié en double, — la duplicature dirigée en bas, — dans lequel ils crachent, après avoir soulevé le bord supérieur et antérieur du drap qui correspond à la partie supérieure de la poitrine.

Usage de la chaise percée.

63. — On place près du lit des malades qui sont incapables de se rendre aux lieux d'aisances une chaise percée ou un seau inodore. L'infirmier aide les malades, si c'est nécessaire, à descendre de leur lit et veille à ce qu'ils n'aient jamais les pieds sur le sol. Il leur met leurs pantoufles et les enveloppe d'une couverture.

La chaise ou le seau, toujours maintenu dans un grand état de propreté et désinfecté, ne doit répandre aucune odeur.

Usage du bassin.

64. — Si le malade est trop faible pour se lever ou que la nature de sa maladie s'y oppose, il est soulevé comme s'il s'agissait de glisser un drap d'alèze, et un infirmier passe sous lui un bassin dont les bords ont été chauffés, s'ils ne sont pas garnis d'un bourrelet.

Surveillance des malades délirants.

65. — Les malades atteints de délire exigent la plus grande surveillance. Souvent il est difficile de les maintenir dans leur lit; ils veulent se lever, sortir de la salle sans être habillés; quelquefois ils essayent d'attenter à leurs jours, ils cherchent à se précipiter par les fenêtres.

L'infirmier, en pareil cas, ne saurait être trop vigilant ; si, par sa négligence, il arrivait un accident, il assumerait une grave responsabilité.

Application de la camisole de force.

66. — Lorsque le malade est violent, qu'on ne peut arriver à l'empêcher de quitter son lit, ou que l'on craint qu'il ne commette quelque acte fâcheux, on le maintient dans son lit en l'attachant avec des liens, ou en lui mettant la camisole de force.

Les infirmiers ne doivent recourir à ces moyens que le plus rarement possible, et après y avoir été autorisés par le médecin de garde ou, à son défaut, par l'officier d'administration de service. En plaçant la camisole de force ou des liens, ils agiront avec douceur, sans brusquerie ni violence.

La camisole est préférable à tout autre moyen de contention. Les liens ne seront employés que si on ne peut pas faire autrement ; ils devront être larges et souples, de manière à ne pas blesser les malades ; on se servira de draps, de serviettes, et jamais de cordes.

Un drap plié suivant sa longueur est un des meilleurs liens que l'on puisse employer. On forme au milieu un nœud coulant dans lequel on place le poignet du malade qu'on serre modérément, et on fixe chaque extrémité du drap, soit au bord correspondant du lit, soit au bord opposé en entre-croisant, dans ce dernier cas, les bras du malade sur sa poitrine. Si l'on croit utile de fixer aussi le tronc, un drap plié en cravate est placé transversalement sur la poitrine ou sur le ventre, et ses deux extrémités sont enroulées sur les bords du lit.

S'assurer que les malades dans la stupeur
ou délirants urinent.

67. — Les malades plongés dans la stupeur, ceux qui sont atteints de délire ont quelquefois des rétentions d'urine. La vessie, ne se vidant pas, se distend et il en résulte des accidents graves si on n'intervient pas promptement pour évacuer l'urine. L'infirmier doit donc porter son attention sur ce point et s'assurer que ces malades urinent ; s'ils n'ont pas rendu d'urine depuis un temps assez long, il les engage à essayer d'uriner, et, s'ils ne peuvent y parvenir, il en prévient le médecin de garde.

Surveillance des malades isolés.

68. — Les malades isolés dans des cabinets sont généralement atteints d'affections graves, et doivent être l'objet d'une grande surveillance.

Lorsqu'un malade est atteint d'un délire violent ou menacé d'accident subit qui peut mettre sa vie en danger, l'infirmier qui lui est particulièrement affecté ne doit jamais s'éloigner ; il se fait remplacer s'il est forcé de s'absenter quelques instants. Il se conforme aux instructions spéciales qui lui sont données par l'infirmier-major et par le médecin traitant.

Combattre les émanations délétères.

69. — Lorsqu'un malade, atteint de gangrène ou de plaie de mauvaise nature, répand autour de lui une odeur désagréable qui gêne ses voisins, l'infirmier prévient le médecin traitant.

Isolé à une des extrémités de la salle ou placé seul dans un cabinet, ce malade doit être l'objet de soins particuliers. Après chaque pansement, les bandages ou appareils et les draps sont arrosés avec une solution d'acide phénique, de chlorure de zinc, ou de chlorure de chaux, et des aspersions sont faites autour et au-dessous du lit avec les mêmes li-quides. — Dans l'intervalle des visites, ces aspersions sont renouvelées par les infirmiers de garde ; et les fenêtres qui sont près du malade sont ouvertes plu-sieurs fois dans la journée.

Devoirs de l'infirmier près des mourants et après leur décès.

70. — Les derniers moments d'un mourant imposent le respect. Le silence doit se faire autour de lui. L'infirmier éloignera ceux qui, par un autre motif que l'affection, entoureront le malade ; il empêchera les conversations bruyantes de s'établir dans son voisinage.

Dès le commencement de l'agonie, l'infirmier de garde avertit l'infirmier-major ; et, quand le malade a rendu le dernier soupir, le médecin de garde en est immédiatement informé. Celui-ci, après avoir constaté le décès, fixe l'heure de l'enlèvement du décédé.

Les infirmiers, sous la direction de l'infirmier-major, procèdent aux différentes opérations relatives à la levée du corps et déterminées par les règlements, mais n'enlèvent le corps qu'à l'heure indiquée par le médecin. Ils apportent dans ces derniers devoirs toute la décence possible. Ils le transportent sans bruit, de manière à ne pas attirer l'attention des malades.

Après l'enlèvement du corps, les objets de literie sont immédiatement changés.

CHAPITRE VI

LOTIONS, FOMENTATIONS, IRRIGATIONS, FRICTIONS, Etc.

71. — Il est certaines prescriptions dont l'exécution peut être attribuée, suivant les circonstances, aussi bien aux infirmiers d'exploitation qu'aux infirmiers de visite et qu'ils doivent être tous en mesure d'accomplir ; telles sont : les lotions, les fomentations, irrigations, les frictions et les fumigations.

Lotions ou lavages.

72. —Les lotions ont pour but de laver ou nettoyer une partie souillée par du pus ou du sang desséché, ou par d'autres matières.

Elles se font avec une éponge imbibée d'eau chaude et modérément exprimée. Pour empêcher que le liquide qui s'écoule de l'éponge ne mouille le lit et ne se répande sur les autres parties du corps, l'infirmier place d'abord un drap d'alèze au-dessous de la partie qui doit être lavée.

Le lavage est fait avec douceur et tout le soin nécessaire pour ne pas fatiguer et faire souffrir le malade. L'éponge est plongée chaque fois qu'il convient, pour la débarrasser des impuretés dont elle se charge, dans un vase d'eau chaude que l'infirmier a près de lui. La partie lotionnée et lavée est essuyée avec un linge à demi usé, bien sec et au préalable chauffé, s'il en est besoin, et immédiatement recouverte.

Fomentations.

73. — Les fomentations sont des applications sèches ou humides faites sur une partie que l'on veut réchauffer ou maintenir humide et chaude.

Les fomentations sèches se pratiquent au moyen de serviettes, de flanelles fortement chauffées. On peut encore réchauffer une partie malade avec des sachets de sable chaud, une boule d'étain, dite moine, une bouteille de grès remplie d'eau chaude, une brique chaude, etc. ; on devra avoir la précaution d'envelopper de linge ces objets, afin d'éviter des brûlures, comme cela s'est produit quelquefois chez des malades plongés dans le coma, ou paralysés et dépourvus de sensibilité.

Les fomentations humides se font avec de la flanelle, des compresses que l'on trempe dans l'eau chaude ou froide, chargée ou non de principes médicamenteux. On garnit d'un drap d'alèze la partie du lit qui pourrait être mouillée ; puis l'étoffe qui sert à la fomentation étant fortement exprimée, après avoir été plongée dans le liquide, est étendue sur la région à fomenter et recouverte d'une toile cirée. Des imbibitions répétées en temps opportun maintiennent l'étoffe au degré d'humidité et de température indiqué.

Irrigations.

74. — On appelle irrigations l'écoulement permanent d'un filet d'eau sur une partie du corps.

Avant de commencer une irrigation, il faut préserver de l'humidité le lit et les vêtements du malade avec des draps d'alèze et une toile cirée, disposés de telle sorte que l'eau s'écoule facilement dans un réservoir placé près du lit du malade.

La partie irriguée est recouverte d'une compresse destinée à empêcher l'eau de tomber de tout son poids sur les organes malades, et à la répartir sur une plus grande surface.

L'appareil à irrigation se compose d'un réservoir d'eau, d'un conducteur qui amène le liquide sur la partie malade, et d'un vase qui reçoit l'eau de l'irrigation. Le conducteur peut être un tube en verre, recourbé en forme de siphon, un tube en caoutchouc, une bande, une ficelle ; un seau posé sur un meuble rapproché du lit ou attaché à la corde qui, dans les hôpitaux, est placée au-dessus du lit des malades, sert de réservoir.

L'eau doit tomber goutte à goutte et d'une faible hauteur.

La durée de l'irrigation variera depuis quelques heures à quelques jours. Elle est subordonnée à la marche de la maladie, au refroidissement de la partie irriguée et à la manière dont le malade supporte le froid.

Frictions.

75. — Les frictions sont des frottements plus ou moins répétés et plus ou moins rudes exercés sur un des points du corps. Elles sont sèches ou humides.

Les frictions sèches se pratiquent avec la main nue ou garnie d'une compresse, d'une flanelle, d'un gant en crin ou d'une brosse en flanelle. L'action doit consister plutôt dans la vitesse des mouvements que dans l'intensité de la pression ; elle détermine de la chaleur, un léger sentiment de cuisson et donne à la peau une nuauce rosée.

Les frictions humides se font surtout avec des liquides onctueux, nommés liniments. Elles ont le plus souvent pour but de faire absorber des substances médicamenteuses.

La durée de la friction doit être environ de 10 minutes. Si l'on redoute pour soi l'absorption du médicament, on se recouvre la main d'un gant, ou l'on fait la friction avec un morceau de flanelle. En général, après la friction, on enveloppe la partie d'un linge ou d'une flanelle, et on y joint quelquefois la pièce d'étoffe qui a servi à frictionner.

Fumigations.

76. — La fumigation consiste à diriger sur tout le corps, ou seulement sur une partie, de l'air chaud ou de la vapeur résultant de la vaporisation ou de la combustion de substances médicamenteuses. Les fumigations générales constituent les bains de vapeur dont il sera parlé plus loin.

Les fumigations locales ou partielles se font sur toutes les parties du corps.

La manière la plus simple de pratiquer une fumigation est de jeter sur des charbons ardents la substance qui doit servir à la fumigation ; si elle est volatile ou si, en se consumant, elle répand des vapeurs, on place la partie à fumiger au-dessus des vapeurs.

On peut aussi faire bouillir, dans un vase à large ouverture qu'on remplit d'eau, les substances médicamenteuses et recueillir les vapeurs avec un entonnoir qui recouvre l'orifice du vase.

On emploie de préférence de petits appareils composés d'un récipient en verre ou métallique, pourvu d'un tube pour le dégagement de la vapeur, et d'une lampe à alcool qui se met sous le récipient. On verse dans le récipient le liquide que l'on veut vaporiser et, en chauffant, on obtient un jet de vapeur que l'on dirige sur la partie malade.

Le maniement de ces appareils exige quelques précautions. Le récipient ne doit être rempli qu'aux deux tiers, et il faut avoir soin de cesser la fumigation et d'éteindre la lampe avant que l'eau soit entièrement évaporée. Le chauffage de l'appareil doit être conduit régulièrement et avec modération, sans quoi l'eau serait projetée avec la vapeur, et on s'exposerait à des accidents.

CHAPITRE VII

BAINS GÉNÉRAUX. — PARTIELS. — BAINS DE VAPEUR. — DOUCHES. — MASSAGE

77. — Les infirmiers attachés au service des bains sont chargés de la préparation des bains, de l'entretien des salles de bains et du matériel qu'elles renferment : baignoires, appareils à douches, à vapeur, etc.

Les bains de pieds, les manuluves, les bains de siège, se donnent ordinairement dans les salles des malades ; les bains généraux, de vapeur, se prennent dans des salles spéciales. Quelquefois cependant, si le médecin traitant le juge nécessaire, ces bains sont administrés dans les salles des malades.

Les malades qui se rendent aux bains doivent toujours être suffisamment vêtus, et, s'ils sont incapables de s'y rendre seuls, les infirmiers les y accompagnent ou les transportent sur un brancard.

Bains généraux.

78. — Les bains sont simples ou médicamenteux. Ces derniers se préparent en ajoutant aux bains des substances diverses : son, gélatine, amidon, sels minéraux, etc. Les unes restent en suspension dans l'eau, les autres se dissolvent.

Le point important dans la préparation d'un bain est d'en régler la température. En général, la chaleur du bain doit être modérée et ne pas aller au delà de 32 degrés centigrades et en deçà de 28 à 30 degrés, à moins d'une prescription spéciale du médecin traitant. Le thermomètre servira de guide au baigneur qui, malgré une grande habitude, ne devra pas s'en rapporter à la sensation donnée par la main.

Les militaires sont assez souvent disposés à trop élever la température de leurs bains. Il peut en résulter pour eux des congestions cérébrales, des syncopes, etc. Le baigneur ne permettra donc pas aux malades d'ajouter de l'eau chaude sans qu'il en ait constaté l'utilité.

Pendant l'administration des bains, les fenêtres seront fermées. Cependant il peut être quelquefois utile, en été, si la salle de bains est petite et mal aérée, d'ouvrir les impostes, mais à la condition que le malade n'en soit pas incommodé.

Manière de mettre un malade dans le bain.

79. — Les malades trop faibles pour se mettre dans le bain sont aidés par les infirmiers, qui les plongent dans la baignoire et les en sortent.

Cette double opération peut se faire de deux manières :

1er *mode.* — Un des infirmiers, placé derrière le malade, le saisit sous les épaules, tandis qu'un autre le prend par les extrémités inférieures ; ils le soulèvent, le portent au-dessus de la baignoire et le descendent sans secousse dans le bain.

2e *mode.* — On glisse sous le siège du malade qui est assis un drap fort, plié en plusieurs doubles. Deux infirmiers, qui ont pris place l'un à droite, l'autre à gauche du malade, saisissent chacun une des extrémités du drap et soulèvent le malade en le soutenant avec un bras passé derrière sa poitrine. Ainsi transporté au-dessus de la baignoire, il est descendu jusqu'au fond par les porteurs, qui laissent glisser le drap. Pendant ce temps, le baigneur, qui suit leurs mouvements, soutient la tête et les épaules du malade.

Ce dernier mode, qui peut être mis en pratique lorsque la baignoire est perpendiculaire au mur de la salle de bains, ne peut pas être employé si la baignoire lui est parallèle.

La sortie du bain s'exécute de la même manière et avec les mêmes précautions.

On peut utiliser, pour soulever le malade et le sortir de la baignoire, le drap qui a servi à le plonger dans le bain et qui a été, à cette intention, laissé dans la baignoire. Mais, une fois que le malade est hors de l'eau, les infirmiers abandonnent le drap et le remplacent par les mains placées sous le siège et les cuisses, ou bien sous le siège et derrière la base de la poitrine.

Au sortir du bain, les malades sont soigneusement essuyés avec du linge sec et chaud, et sont complètement vêtus avant de retourner ou d'être reportés dans leur salle.

Administration des bains dans les salles de malades.

80. — Quand l'état du malade exige qu'un bain lui soit donné près de son lit, une baignoire est apportée dans la salle par les infirmiers et placée parallèlement au lit, si l'espace le permet, ou dans son prolongement. Si la· baignoire est parallèle au lit, on laisse entre les deux un intervalle suffisant pour qu'on puisse passer.

Le bain est préparé à la température voulue, qui est constatée à l'aide d'un thermomètre. Une provision d'eau chaude est mise en réserve pour réchauffer le bain, si cela est nécessaire ; les portes, les fenêtres et les ventilateurs sont fermés. Cela fait, les infirmiers mettent le malade dans le bain, en suivant les indications qui viennent d'être données.

Pendant la durée du bain, un infirmier reste près du malade pour le surveiller et l'aider au besoin ; un autre refait le lit, le bassine et prépare un drap qu'il fait chauffer.

Dès que le malade est retiré du bain, il est enveloppé dans le drap, essuyé et frictionné, si le médecin l'a prescrit. On doit agir rapidement et de façon que le malade n'éprouve pas de refroidissement. Une fois essuyé, il est revêtu de sa chemise et placé dans son lit.

Bains de pieds.

81. — Outre les bains de pieds de propreté, les infirmiers ont souvent à faire prendre des bains de pieds médicamenteux. Le plus fréquemment employé est le bain de pieds sinapisé, c'est-à-dire additionné d'une certaine quantité de farine de moutarde.

Dans ce cas, la température de l'eau ne doit pas aller au delà de 30 degrés. L'infirmier verse d'abord dans la baignoire une petite quantité d'eau dans laquelle il délaye la poudre de moutarde. Il ajoute après, peu à peu, l'eau nécessaire pour compléter le bain, en l'agitant avec la main, afin de faciliter le mélange de la poudre et de l'eau. Il a la précaution de tenir le vase couvert pour empêcher l'odeur pénétrante de la moutarde d'incommoder le malade.

Celui-ci ne doit rester dans le bain que dix à quinze minutes. Pendant ce temps, il a les jambes enveloppées d'une couverture de laine.

L'infirmier, qui est muni d'un vase contenant de l'eau chaude, réchauffe, s'il y a lieu, le bain de pieds. Lorsque le temps du bain est écoulé, le malade retire ses pieds de l'eau et l'infirmier les essuie, évitant qu'il ne les pose nus sur le sol.

82. — Les infirmiers ne doivent jamais perdre de vue les hommes qui prennent des bains de pieds, car ce bain amène quelquefois des défaillances. En pareille circonstance, le malade est immédiatement recouché, et le médecin de garde est informé de l'accident.

Bains de mains.

83. — Les manuluves, ou bains de mains, demandent les mêmes précautions que les bains de pieds ; ils peuvent être pris dans le lit. La température de l'eau et la durée de l'immersion sont indiquées par le médecin traitant.

Bains de siège.

84. — Le bain de siège se donne dans une baignoire spéciale ayant la forme d'un fauteuil. Le malade s'y assoit de façon que le siège et les parties adjacentes du ventre et des cuisses plongent dans l'eau. Il doit être recouvert d'un drap ou d'une couverture. La durée du bain est de vingt à trente minutes ; la température est celle d'un bain ordinaire.

En sortant du bain, le malade est essuyé rapidement avec une serviette un peu usée et qui est chauffée, si la saison l'exige.

Bains de vapeur.

85. — Les bains de vapeur se prennent dans une étuve ou dans une boîte en bois, ou dans d'autres appareils formés d'un châssis en bois soutenant une

enveloppe : toile cirée, tissu imperméable, etc.

L'étuve est chauffée à l'aide d'un dégagement de vapeur qui est produite par
un générateur de vapeur et qui arrive
dans la salle, formant étuve, par un ou
plusieurs conduits. — La vapeur se portant vers la partie supérieure de l'étuve,
on recommande aux malades, lorsqu'il
existe des gradins en amphithéâtre, de
se placer sur les gradins inférieurs.

Les appareils portatifs, tels que la
boîte à fumigation qui existe dans les
hôpitaux militaires, se chauffent au
moyen d'un réchaud ou d'une lampe à
alcool à plusieurs becs, ou on y fait arriver de la vapeur d'eau qui est fournie
par un petit appareil placé à côté de la
boîte à fumigations.

Le malade s'assoit dans cette boîte et
y reste vingt-cinq à trente minutes, plus
ou moins, selon l'ordonnance du médecin. Sa tête, qui sort par une ouverture

pratiquée à la partie supérieure de la boîte, est préservée de l'air chaud ou de la vapeur. A cet effet, on interpose une serviette ou un drap entre le cou du malade et cette ouverture. La température de l'intérieur de la boîte ou de l'étuve doit s'élever à 40 ou 45 degrés.

On peut, si l'on veut donner le bain dans les salles des malades, remplacer la boîte fumigatoire par un appareil composé de montants en bois, articulés entre eux et d'inégale hauteur, qu'on recouvre d'une toile imperméable et dont un des bords touche le sol, l'autre étant fixé autour du cou du malade, qui est assis sur une chaise au centre de cet appareil. La vapeur arrive par un tuyau flexible qui s'adapte au couvercle d'une petite chaudière placée sur un réchaud.

Le bain peut être donné, le malade étant couché dans son lit. On soulève les couvertures du lit au moyen de cerceaux, et l'on fait arriver par le pied du lit de l'air chaud ou de la vapeur; le lit, dans ce cas, remplace la boîte à fumigation.

Un appareil, simple et commode à la fois pour pratiquer des fumigations sèches, consiste en un tuyau de poêle coudé dont la portion verticale, de 60 à 80 centimètres environ, est placée au dehors et au pied du lit, et la portion horizontale, de 30 à 40 centimètres, est introduite sous les couvertures, qui sont soulevées par des cerceaux. Une lampe à esprit-de-vin à trois mèches et pouvant contenir 200 grammes de ce liquide, est placée à l'orifice du tuyau qui repose sur le plancher; cet orifice est légèrement entaillé dans sa circonférence, afin de faciliter l'introduction de l'air extérieur.

On allume d'abord les trois mèches pour produire immédiatement l'action la plus intense, et, quand l'effet doit être ralenti, on éteint une des mèches, puis

une seconde. Afin que le métal qui s'é-
chauffe ne brûle pas les effets de couchage, le tuyau horizontal est recouvert
d'un manchon en bois sur lequel reposent
les couvertures.

Soins à prendre après les bains de vapeur.

86. — Les malades qui ont pris des
bains de vapeur ou d'air chaud sont en-
veloppés d'une couverture et couchés
dans un lit immédiatement après le bain.
Ils y restent jusqu'à ce que la transpiration soit arrêtée et que la peau soit reve-
nue à l'état normal.

Douches.

87. — Les douches sont froides ou
chaudes. La douche chaude est prescrite quelquefois avec un bain et se
donne soit après le bain, ce qui est la
règle la plus suivie, soit pendant sa
durée. Des infirmiers exercés à l'administration des douches sont chargés de

ce service ; il est important qu'ils soient également exercés à la pratique du massage.

Les malades sont accompagnés à la douche par un infirmier qui les aide à se déshabiller, si c'est nécessaire.

Douches froides.

88. — Après s'être déshabillé dans le vestiaire qui, en hiver, doit être chauffé, le malade s'enveloppe d'une chemise de flanelle et se rend à la salle de douches. L'infirmier veille à ce qu'il ne se débarrasse entièrement de ses vêtements qu'au moment où son tour est venu d'aller à la douche.

La douche est administrée exclusivement par l'infirmier affecté à ce service. Elle peut être donnée en pluie, en lame, en cercle, etc. Souvent on réunit la douche en pluie avec la douche en lance ou en lame ; elles sont prises simultanément ou l'une après l'autre. La durée de la douche varie de quinze à trente secondes à une ou deux minutes. Il appartient seulement au médecin de régler le genre de douche qui doit être donné et sa durée.

L'infirmier doucheur est astreint à suivre ponctuellement les prescriptions du médecin traitant, qui lui sont transmises par l'infirmier-major de service. Lorsque le malade ne voudra pas se soumettre au traitement hydrothérapique, il en préviendra ce dernier.

Après la douche, le malade est enveloppé d'un drap avec lequel le baigneur l'essuie fortement, afin de provoquer la réaction. Il se rend ensuite au vestiaire, où il s'habille.

Douches chaudes.

89. — Les douches chaudes sont générales ou limitées à une partie du corps. Le médecin qui les prescrit en indique la durée.

Lorsque la douche est locale, suivant

la région qui doit être douchée, le malade enlève telle ou telle partie de ses vêtements, et ne se déshabille complètement que si c'est utile. Des précautions sont prises pour préserver les parties du corps qui ne sont pas à doucher.

Douches de vapeur.

90. — On donne encore, avec des appareils appropriés à cet usage, des douches de vapeur. Un jet de vapeur est dirigé sur la partie malade pendant un temps qui varie de dix à vingt minutes. Le malade est placé à une distance telle que la vapeur ne détermine ni brûlure ni sensation douloureuse.

Soins à prendre après les douches chaudes ou de vapeur.

91. — Le malade, après avoir été bien essuyé, remet ses vêtements et retourne immédiatement dans la salle, évitant, s'il fait froid, de stationner dans les

cours et les jardins. Toutefois, s'il est
fatigué ou en transpiration, ou si on lui
a prescrit de faire suivre la douche d'une
sudation, il est enveloppé d'une couverture de laine et se couche sur un lit
de repos, qui est disposé à cet effet dans
un cabinet attenant à la salle de douches.

Massage.

92. — On joint quelquefois le massage aux douches ou aux bains chauds.
Cette opération doit être faite méthodi-
quement, avec douceur, de manière, si
le malade souffre, à ne pas augmenter
ses douleurs. Un massage mal fait peut
avoir des inconvénients sérieux. Il est
donc indispensable que l'infirmier chargé
de ce soin soit exercé à cette pratique.

Le malade étant couché sur un lit, les
membres placés dans le plus grand relâ-
chement, l'infirmier exerce sur les parties malades des frictions et des pressions
méthodiques, embrasse les chairs avec

les mains et les comprime, légèrement d'abord, puis avec plus de force, suivant la sensibilité de la région. Les articulations malades sont frictionnées, pressées, de la même manière et, de plus, on leur fait exécuter des mouvements de flexion et d'extension.

Si le massage est général, on étend cette opération à toutes les parties du corps, en avant comme en arrière.

La durée du massage est variable : elle doit être en rapport avec la sensibilité des parties malades; mais elle ne doit jamais être trop prolongée.

CHAPITRE VIII

SERVICES GÉNÉRAUX

93. — Les infirmiers sont attachés à la pharmacie, à la cuisine, à la dépense et autres services de l'hôpital. Ils ont des fonctions spéciales, plus ou moins. importantes, dont les détails sont trop étendus pour être introduits dans ce *Manuel*.

On choisit, autant que possible, pour ces différents services, des infirmiers qui ont déjà une certaine habitude des fonctions qui leur sont attribuées : les élèves en pharmacie sont placés à la pharmacie ; ceux qui connaissent la cuisine sont désignés pour ce service.

Ces infirmiers sont astreints aux mêmes obligations que ceux qui sont chargés du service des salles, au point de vue des règles de l'hôpital.

TITRE II

SERVICE DES INFIRMIERS-MAJORS

CHAPITRE PREMIER

DEVOIRS GÉNÉRAUX

Fonctions.

94. — Les infirmiers-majors sont chargés de surveiller et de diriger les infirmiers dans l'exécution des différentes parties du service.

Ils exercent également une surveillance sur les malades.

Ils assurent l'ordre et la tranquillité dans les salles et interviennent, s'il y a lieu, pour faire exécuter les règlements.

Ils veillent à l'entretien de la propreté générale, à la bonne tenue des salles de malades, à la conservation du mobilier.

Surveillance et action sur les infirmiers.

95. — Les infirmiers-majors s'attachent à bien connaître les infirmiers placés sous leurs ordres, à les instruire patiemment de tous les détails du service et à maintenir entre eux la bonne intelligence.

Ils leur donnent l'exemple d'un zèle soutenu, d'une probité sévère, d'une constante sobriété, et leur inspirent le dévouement le plus absolu dans l'accomplissement de leurs devoirs.

Ils doivent être doux et justes envers leurs subordonnés. Quand les conseils ne suffisent pas pour les ramener dans le devoir, ils ont recours à un langage ferme, sans dureté ni rudesse, avant d'infliger des punitions méritées.

Ils ne doivent jamais tutoyer leurs subordonnés, ni permettre que ceux-ci tutoient les malades.

CHAPITRE II

SERVICE DANS LES SALLES DE MALADES

Avant la visite du matin.

96. — Dès le matin, une heure au moins avant les visites, les infirmiers-majors font une ronde dans les salles de leurs divisions respectives, et veillent à la bonne exécution des travaux auxquels se livrent les infirmiers. Ils examinent eux-mèmes les hommes qui réclament une surveillance particulière, et ils s'assurent que rien ne manque aux soins que les infirmiers doivent leur donner.

Ils règlent le service pour la journée, en ayant soin que le mème infirmier soit toujours chargé des mèmes lits.

Ils affichent dans chaque salle un extrait de la feuille nominale des infirmiers de garde.

Ils établissent en double expédition la situation numérique des malades de leur division et des lits vacants ; une de ces expéditions est remise à l'officier d'administration préposé aux entrées, l'autre au médecin de garde.

97. — Dans cette ronde du matin, les infirmiers-majors recueillent des infirmiers de garde tous les détails concernant le service pendant la nuit. Ils se font rendre compte de ce qui est survenu à chaque malade gravement atteint, et prennent note de qu'il leur paraît utile de faire connaître au médecin traitant.

Afin de ne rien oublier, ils doivent prendre l'habitude d'interroger les infirmiers avec méthode.

Ils s'informent : 1° Si le malade a dormi ; 2° s'il a été tranquille ou agité ; 3° s'il a eu du délire ; 4° s'il a beaucoup toussé ; 5° s'il a eu des selles nombreuses ; si elles ont été volontaires ou involontaires; 6° s'il a uriné; 7° si le malade a pris régulièrement ses médicaments, etc.

Visite du matin.

98. — Lorsque la visite est annoncée, l'infirmier-major s'assure que chaque infirmier, décemment vêtu, est à son rang, et appelle près de lui l'infirmier qui descend la garde et celui qui la prend.

99. — La visite commencée, l'infirmier-major fait observer l'ordre et le silence dans la salle; il suit le médecin traitant, afin d'être à même d'entendre ses prescriptions et de répondre à ses questions.

Il tient un cahier sur lequel il inscrit exactement les bains, les douches, les pédiluves, les manuluves, les lotions, afin de surveiller l'exécution de toutes ces prescriptions.

Il note aussi les saignées, les applications de sangsues et les ventouses; il donne des ordres pour faire conserver le sang des saignées.

Après la visite.

100. — Après la visite, si des sorties ont été prononcées, l'infirmier-major remet immédiatement les billets de salle des hommes sortants à l'officier d'administration chargé des entrées.

Il réunit les infirmiers dans chaque salle, leur rappelle tout ce qu'ils ont à exécuter. Il remet à celui qui prend la garde une note détaillée indiquant les numéros des malades les plus gravement affectés, qui doivent être, de sa part, l'objet d'une attention spéciale; ceux auxquels il a été ordonné de faire prendre de la tisane chaude; sur cette note sont portés les bains, les douches qui ont été prescrits, et les heures auxquelles ils doivent être donnés.

En hiver, l'infirmier-major indique à l'infirmier de garde la température qui doit être maintenue dans la salle, d'après l'ordre du médecin traitant, et fait connaître à cet infirmier le moyen de s'assurer avec le thermomètre du degré de la température.

Il veille par lui-même, dans le courant de la journée, à l'accomplissement rigoureux de toutes ces prescriptions.

Chaque matin, après la visite, l'infirmier-major se rend compte de l'état du matériel et des objets nécessaires à l'entretien de la propreté qui lui sont confiés, afin d'être en mesure d'en provoquer le remplacement ou le renouvellement.

Il se rend au rapport de l'officier comptable à l'heure indiquée.

101. — Au moment où les infirmiers portent à la pharmacie les pots à tisane, l'infirmier-major s'assure que ces vases ont été bien nettoyés en dedans et en dehors, et qu'ils ne peuvent ni donner mauvais goût aux boissons ni causer de répugnance aux malades. Il exerce la même surveillance sur tous les ustensiles destinés à contenir des médicaments ou des aliments.

La propreté des infirmiers doit également être l'objet de son attention.

Distribution d'aliments.

102. — Lors des distributions d'aliments, l'infirmier-major exige que les malades soient tous présents et ne s'écartent point de la salle pendant la durée du repas.

Il s'assure que chaque malade, après avoir reçu ce qui lui a été prescrit, le consomme et ne fait aucun échange ou trafic d'aliments. S'il arrivait qu'un malade ne pût consommer la quantité d'aliments ou de vin qui lui aurait été accordée, l'infirmier-major aurait soin de les lui faire retirer, sans jamais permettre qu'il les donne à un autre. Il en préviendrait le médecin de garde et en rendrait compte au médecin traitant à la prochaine visite.

103. — L'infirmier-major doit exercer la plus grande surveillance pour que les malades à la diète absolue ne reçoivent point de bouillon, et que ceux auxquels il a été prescrit des bouillons purs ou coupés les reçoivent exactement aux heures indiquées.

Visite du soir.

104. — L'infirmier-major assiste à la contre-visite et veille à ce que l'infirmier de garde soit présent.

Il fait connaître au médecin traitant les faits concernant les malades qui peuvent l'intéresser et lui indique les entrants. Il prend note, comme à la visite du matin, des recommandations qui sont faites par le médecin.

Surveillance entre les visites.

105. — L'infirmier-major doit faire de fréquentes visites dans les salles, et constate si les infirmiers sont à leur poste et remplissent convenablement leurs devoirs.

Il s'informe si les malades ont reçu leurs médicaments et si on les leur fait prendre régulièrement et aux heures indiquées ; si toutes les prescriptions du médecin traitant sont exactement suivies.

106. — Il surveille d'une manière spéciale les malades soupçonnés de simulation ; ceux qui, atteints de plaies ou d'ulcères, cherchent, par spéculation, à retarder leur guérison ou à aggraver leur maladie en dérangeant leurs pansements et en employant des substances irritantes. Cette surveillance, pour être efficace, doit être exercée avec tact et intelligence, et sans exciter l'éveil du simulateur.

107. — Il recommande l'ordre et la tranquillité dans les salles, et l'exige au besoin. Il doit montrer de la fermeté toutes les fois qu'il s'agit de réprimer des infractions à la discipline ; la fermeté est surtout nécessaire pour les vénériens et les consignés qui, en général, sont peu disciplinés.

108. — L'infirmier-major examine si les salles sont bien tenues, aérées ; en hiver, si elles ont une température suffisante. Il visite les latrines et constate si elles sont dans un état de propreté convenable.

Service de nuit.

109. — Pendant la nuit, l'infirmier-major de garde ne doit point se coucher ; il fait de fréquentes rondes dans les salles et veille à ce que chaque infirmier de garde soit à son poste et ne s'endorme pas ; à ce que l'éclairage et le chauffage soient suffisants.

Si, dans sa ronde, il apprend ou re-marque qu'un malade présente quelque chose d'extraordinaire dans sa manière d'être, il en prévient le médecin de garde. Il visite individuellement les malades les plus gravement atteints, dont la liste lui aura été remise par l'infirmier-major de chaque division : il les interroge et s'assure que les infirmiers satisfont à tous leurs besoins. Enfin, il fait cesser toute conversation ou récit qui trouble le repos des malades.

Dispositions testamentaires, secours spirituels.

110. — Lorsqu'un malade exprime la volonté de faire des dispositions testamentaires, l'infirmier-major en donne immédiatement avis à l'officier d'administration de garde. L'infirmier-major informe également cet officier d'administration des demandes qui lui sont adressées relativement aux secours spirituels. Les militaires qui ne font pas profession de la religion catholique peuvent se faire assister par un ministre du culte auquel ils appartiennent.

Décès.

111. — Aussitôt qu'un homme meurt, l'infirmier-major prévient le médecin de garde, si déjà un infirmier de salle ne l'a point fait, pour qu'il le visite et constate le décès : il fait également prévenir le sergent de planton qui doit assister à l'inventaire de ce que le défunt pouvait avoir à son lit.

Le billet du décédé et les objets laissés par lui sont remis à l'officier d'administration de garde par les soins de l'infirmier-major, avec l'inventaire signé par le sergent de planton et par lui.

Pendant le transport du corps à la salle des morts, il veille à ce que les infirmiers agissent avec toute la décence convenable et cachent, autant que pos-

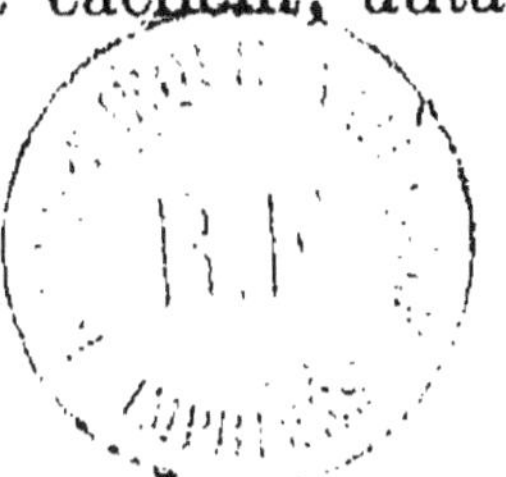

sible, aux malades dans une position grave, le décès qui vient d'avoir lieu, afin de ne pas ajouter à leur inquiétude et leur causer une impression pénible qui pourrait avoir une influence fàcheuse sur leur état.

DEUXIÈME PARTIE

SERVICE

DES HOPITAUX EN CAMPAGNE

TITRE PREMIER

CHAPITRE PREMIER

CONSIDÉRATIONS GÉNÉRALES

112. — Le service des infirmiers dans les ambulances ne peut être réglé d'avance d'une manière absolue ; il varie suivant les circonstances. Si les infirmiers ne peuvent pas suivre exactement le même mode de faire que dans les hôpitaux de l'intérieur en temps de paix, ils s'en rapprocheront le plus possible.

En campagne, il y a beaucoup d'imprévu et de moments où le service est pénible et difficile. A la suite des grandes batailles, les blessés encombrent les ambulances et sont quelquefois tellement nombreux, que le personnel est insuffisant pour répondre à tous les besoins. C'est alors que les infirmiers doivent redoubler d'efforts et de dévouement et conserver le calme et le sang-froid, sans lesquels l'activité se change le plus souvent en agitation stérile. Ils agiront avec promptitude, mais avec ordre et méthode, seuls moyens, en pareille occasion, d'éviter la confusion et le désordre.

En soignant les blessés, ou en les transportant, ils veilleront à ne pas augmenter leurs souffrances. S'ils doivent soulever un malade pour lui donner certains soins, pour le changer de position, ils procéderont avec douceur, s'abstiendront de porter les mains au niveau des blessures, et prendront des précautions afin de ne pas lui imprimer de mouvements douloureux.

CHAPITRE II

SERVICE DES AMBULANCES ACTIVES

But des ambulances.

113. — Les ambulances actives sont affectées au service de 1re ligne. Elles ont pour objet de donner les premiers soins aux blessés, et d'assurer les évacuations en arrière de la base des opérations militaires. Chaque ambulance peut être divisée en deux sections.

Leur emplacement au moment du combat.

114. — Établie à proximité des réserves de la division et, autant que possible, à égale distance des postes de secours extrêmes du front de la division, l'ambulance est placée à l'abri du feu de l'ennemi, en dehors des routes et éloignée des points stratégiques, dans un endroit où il y a des habitations, de l'eau et des ressources d'approvisionnements.

Installation de l'ambulance.

115. — L'ambulance est installée dès que le combat paraît prendre de l'importance. Aussitôt que son emplacement a été choisi, le pavillon de Genève est hissé avec le drapeau national sur le point le plus élevé de l'ambulance, à moins que des considérations d'ordre militaire ne s'y opposent. La nuit, on y ajoute deux lanternes marines, l'une à feu rouge, l'autre à feu blanc.

Fonctions des infirmiers.

116. — Les infirmiers, sous les ordres

des médecins et des officiers d'administration, assurent le service de l'ambulance. Dans le cas où les brancardiers, qui sont chargés du transport des blessés du poste de secours ou du champ de bataille à l'ambulance, sont insuffisants ou font défaut, une section d'infirmiers d'exploitation, sous les ordres d'un officier d'administration, ou d'un sous-officier, est affectée à ce service.

117. — *Avant le combat.* Les infirmiers préparent les locaux pour recevoir les blessés et tout ce qui est nécessaire pour leur donner des soins.

Les uns font provision d'eau, de bois, de paille et rassemblent les moyens de couchage. Les autres, s'il n'y a pas d'habitations que l'on puisse utiliser pour l'établissement de l'ambulance, dressent les tentes.

En sus des salles pour coucher les malades, ils installent des salles pour la visite des entrants, pour les pansements et les opérations. Ils placent dans la salle de visite des brancards de rechange, et dans les salles de pansement et d'opération les objets nécessaires pour panser les blessés : les appareils et boîtes d'instruments de chirurgie, des cuvettes à pansement, du linge, de l'eau, etc.

Ils organisent le service de la cuisine et de la tisanerie, et se mettent en mesure de faire du bouillon et de la tisane.

Ils prennent, au fur et à mesure des besoins, dans les voitures d'approvisionnement, placées près de l'ambulance, tout ce qui est nécessaire.

118. — *Pendant le combat.* A leur arrivée à l'ambulance, les blessés sont conduits à la salle de visite par les brancardiers. Ils restent sur leurs brancards, et des brancards de rechange sont délivrés aux porteurs. Après avoir été inscrits sur le registre des entrées, ils sont visités par un des médecins de l'ambulance, qui indique le service sur lequel ils doivent être dirigés.

Les hommes qui ont des blessures légères et peuvent reprendre leur service sont pansés et renvoyés ensuite à leur corps. Les blessés qui sont plus grièvement atteints sont accompagnés ou transportés par des infirmiers dans les salles qui leur sont assignées.

Ils doivent être séparés en deux catégories, comprenant : 1° les blessés transportables et qui peuvent être évacués immédiatement ; 2° les blessés non transportables et qui doivent être traités sur place. La fiche de diagnostic, dont chaque blessé est muni et qui lui est délivrée au poste de secours ou à l'ambulance, indique la catégorie à laquelle il appartient.

Les blessés sont installés dans les salles le mieux possible, et espacés autant que leur nombre et la capacité des locaux le permettent. Ils sont couchés, suivant les ressources qu'on a pu se procurer, sur de la paille, des paillasses, des matelas, des brancards.

Une fois couchés, ils reçoivent d'abord de la tisane, et ensuite les médicaments et les aliments prescrits par le médecin traitant.

Les armes et les bagages des blessés, recueillis par un sous-officier ou un caporal, au moment où ils sont apportés à l'ambulance, sont déposés dans un local spécial.

119. — Lorsque les postes de secours font un mouvement en avant, si la distance entre ces derniers et l'ambulance est trop considérable, l'ambulance, ou seulement une des sections se porte en avant. Si l'armée fait un mouvement rétrograde, l'ambulance se porte en arrière ; une partie du personnel, réduite au strict nécessaire, est laissée, si on le juge nécessaire, avec les blessés.

Le matériel de l'ambulance est rechargé

avec rapidité dans les voitures, et les infirmiers doivent avoir soin de replacer tous les objets avec ordre et conformément au chargement réglementaire.

120. — *Après le combat.* Quand tous les blessés ont été apportés à l'ambulance, qu'ils ont été pansés et ont reçu les premiers soins, le service est organisé et s'exécute d'une manière régulière. Les visites, les distributions de médicaments et d'aliments sont réglées comme dans les hôpitaux.

L'ambulance continue à fonctionner jusqu'à ce qu'elle soit relevée par une ambulance de réserve ; si une des sections peut suffire à soigner les blessés, l'autre suit le mouvement des troupes.

Inhumations.

121. — Les infirmiers peuvent être appelés à concourir aux inhumations des hommes tués sur le champ de bataille, ou qui meurent à l'ambulance.

Aucune inhumation ne doit avoir lieu avant que le décès ait été constaté par un médecin. Les jetons d'identité ou, à leur défaut, les livrets ou autres pièces établissant l'identité des militaires décédés, sont recueillis et remis à l'officier comptable de l'ambulance.

Les fosses d'inhumation seront profondes de $1^m,50$ à 2 mètres ; leur largeur, de $0^m,80$ pour les fosses séparées, sera, pour les fosses communes, en rapport avec le nombre de corps qu'elles devront recevoir, en calculant que chaque corps occupe $0^m,60$ sans bière et $0^m,80$ avec bière.

Dans la fosse commune, les corps sont placés tète-bèche sur un seul rang, non superposés, et couverts d'une couche de chaux vive, qui sera délayée sur place par une quantité d'eau suffisante avant que la fosse soit comblée. La terre qui remplit la fosse sera bien foulée.

Dans les ambulances actives et sur le

champ de bataille, les corps peuvent être dépouillés de leurs vêtements, sauf de la chemise.

CHAPITRE III

ÉVACUATIONS

122. — Destinée à suivre les mouvements de l'armée, l'ambulance doit se débarrasser le plus vite possible de ses malades. Dès que l'ordre est rétabli dans le service, des listes d'évacuation sont dressées et on prépare les moyens de transport. Si les voitures d'ambulance sont insuffisantes, on utilise les fourgons des subsistances qui sont disponibles, et on a recours aux voitures de réquisition.

Les blessés capables de voyager assis sont mis sur des cacolets ou dans des voitures pourvues de siège. On organise au besoin des sièges avec des bancs, des planches, placées transversalement, ou

le long des parois latérales de la voiture,
et que l'on fixe solidement avec des cordes ou des courroies.

Les blessés qui ne peuvent voyager
que couchés sont transportés dans des
voitures d'ambulance à deux ou quatre
roues, sur des litières, ou dans des voitures de réquisition.

Ces dernières doivent être disposées
de façon que les blessés soient bien
couchés et n'aient pas à souffrir des secousses de la voiture. Elles sont garnies
de matelas, de paillasses, ou seulement
de paille ou de foin sur lesquels on étend
une couverture ou un manteau. On éga-
lise préalablement, s'il y a lieu, le fond
de la voiture avec des planches.

Le transport dans des voitures non
suspendues est pénible et fatigant pour
des malades. Les voitures sur ressorts,
dont les mouvements sont plus doux,
seront réservées aux grands malades. On
cherchera à suppléer au manque d'élas-

ticité des voitures sur essieu, en disposant intérieurement une sorte de lit suspendu : soit en formant, avec des cordes allant d'un côté à l'autre de la voiture, un filet ou hamac, sur lequel on placera une ou plusieurs planches qu'on recouvrira d'une paillasse ou d'un matelas ; soit en suspendant une civière ou un brancard aux parois de la voiture.

Une disposition plus simple consiste à tendre sur le dessus du chariot une couverture, un double drap, un double rideau, etc., qu'on recouvre ensuite d'un matelas, d'une paillasse, ou à défaut, d'un lit de foin ou de paille.

Il est, en outre, indispensable de préserver les blessés en recouvrant les voitures, soit d'un tendelet sur cerceaux, soit de branchages fréquemment renouvelés.

Les blessés capables de marcher à pied sont réunis en un détachement placé sous la surveillance de sous-officiers et de caporaux blessés.

Chaque évacuation, formant un convoi, est accompagnée d'un nombre d'infirmiers proportionné à l'importance de l'évacuation, et est dirigée par un officier ou un sous-officier du train.

Ambulance et train d'évacuation.

123. — Il est créé, aux têtes de ligne d'étape, une ambulance d'évacuation destinée à recevoir les blessés et les malades provenant des services de 1re et de 2e ligne (ambulances actives, de réserve, hôpital de campagne), et à organiser leur évacuation par voie ferrée sur les hôpitaux de l'intérieur. Il est également établi une section de la même ambulance aux stations d'étape de transition.

Le personnel et le matériel que comporte chaque train d'évacuation sont fournis par l'ambulance d'évacuation. Le personnel est composé de médecins, au besoin d'un officier d'administration, et d'infirmiers de visite et d'exploitation.

Le service des infirmiers consiste à charger les malades dans les wagons et à leur donner en route les soins dont ils peuvent avoir besoin.

Ambulance de gare.

124. — Il est établi, sur le parcours des lignes d'évacuation, des ambulances de gare qui distribuent des vivres aux malades de passage, dans les trains d'évacuation, et reçoivent ceux qui ne peuvent continuer leur route, ou qui doivent être dirigés sur des localités voisines.

CHAPITRE IV

SERVICE DES AMBULANCES DE RÉSERVE ET DES HOPITAUX DE CAMPAGNE

125. — L'ambulance de réserve et

l'hôpital de campagne ont pour but de traiter sur le théâtre même des opérations les blessés non transportables, et forment le service de 2e ligne ; ils fonctionnent comme les hôpitaux à l'intérieur. Il importe, en raison de la nature des affections qui y sont traitées et de l'agglomération des malades, qui existe quelquefois, que les infirmiers apportent le plus grand soin à la propreté générale, et veillent à l'aération et à l'assainissement des salles des malades.

Ambulance de réserve.

126. — L'ambulance de réserve peut se fractionner en quatre sections.

L'ambulance ou la section d'ambulance est installée à une petite distance de l'armée combattante, à l'abri du feu de l'ennemi et dans un endroit offrant de bonnes conditions hygiéniques et dés ressources en bâtiments. en vivres, moyens de couchage, etc.

Son emplacement est indiqué par le pavillon de la convention de Genève et le drapeau national ; la nuit, par des lanternes marines, l'une à feu rouge, l'autre à feu blanc.

Les locaux choisis pour son installation doivent être salubres et bien aérés. En cas d'insuffisance des habitations, elle est établie sous tentes.

L'ambulance de réserve est organisée pour suivre l'armée. Elle marche en tête de la première fraction du convoi administratif. Quand l'armée fait un mouvement en avant, les sections disponibles de l'ambulance suivent, et les sections employées sont relevées dès qu'on le peut, par un hôpital de campagne.

Hôpital de campagne.

127. — L'hôpital de campagne, plus complet que l'ambulance de réserve, est moins mobile. Il est destiné à remplacer l'ambulance de réserve. Une fois installé, il ne se déplace qu'après la guérison ou l'évacuation de tous les malades.

Lits improvisés.

128. — La difficulté de transporter à la suite des armées les moyens de couchage pour les blessés oblige à recourir à la réquisition pour se procurer ces objets; mais il n'est pas toujours possible de trouver, dans les villages et dans les fermes à proximité de l'ambulance, la quantité de lits nécessaires, et on doit en improviser avec les ressources qu'on a sous la main.

Avec de la paille et de la laine et des enveloppes en toile on fait des paillasses et des matelas; et on établit des lits avec des planches et des tréteaux.

On peut aussi fabriquer un bois de lit assez solide de la manière suivante : On prend, pour faire les pieds du lit, quatre poteaux équarris, longs de 0^m,90 à 0^m,95.

On les réunit deux à deux au moyen de planches de 0^m,80 à 0^m,90 de long et de 0^m,15 à 0^m,20 de large; les extrémités du lit ainsi constituées, on forme les parois latérales avec deux planches de 2 mètres de longueur et de 0^m,20 à 0^m,25 de largeur, qui sont fixées aux poteaux de manière à être distantes de 0^m,40 à 0^m,45 du sol. Le lit est complété avec 4 à 5 planchettes plus étroites qui, placées transversalement et à plat au-dessus des précédentes, en forment le fond. Ces diverses parties sont clouées et solidement fixées entre elles.

CHAPITRE V

SERVICE DES HOPITAUX TEMPORAIRES

129. — Les hôpitaux temporaires sont destinés à recevoir, en temps de guerre, les malades et les blessés des armées en campagne. Ils sont établis en arrière des armées.

Leur organisation et leur fonctionnement ne diffèrent pas de ceux des hôpitaux sédentaires.

TITRE II

RELÈVEMENT ET TRANSPORT DES BLESSÉS

CHAPITRE PREMIER

130. — Les infirmiers, lorsque les circonstances l'exigent, relèvent les blessés sur le champ de bataille, leur donnent les secours les plus urgents et les transportent à l'ambulance. Ils sont sous la direction d'un médecin de l'ambulance, ou d'un officier d'administration et d'un sous-officier.

Répartition des infirmiers par escouades.

131. — Ils sont répartis par escouades de quatre hommes. Un infirmier de

1ʳᵉ classe ou le plus ancien infirmier est chef d'escouade. Il prend le numéro 1 et les autres les numéros 2, 3 et 4.

Chaque escouade est pourvue d'un brancard et d'une musette à pansement; chaque brancardier porte un bidon rempli d'eau.

Les infirmiers d'une même escouade alternent entre eux pour porter le brancard. En marche, les deux infirmiers disponibles suivent les porteurs ou se mettent à côté du brancard.

Soins à donner aux blessés.

132. — Les soins à donner aux blessés sur le champ de bataille doivent être réduits aux secours les plus urgents. On débarrassera les blessés de leur sac, de leur ceinturon et de tout ce qui peut comprimer le ventre et la poitrine et gêner la respiration : on dénouera la cravate, on déboutonnera la capote et on desserrera le pantalon.

On fera boire ceux qui sont altérés; on cherchera à ranimer, par les moyens qu'on aura à sa disposition, ceux qui sont affaiblis ou tombés en syncope par suite de fatigue ou d'hémorragie.

Dans le cas d'hémorragie, on essayera d'arrêter le sang en établissant, avec une bande ou un mouchoir, une compression au niveau de la plaie après l'avoir préalablement tamponnée avec de la charpie, ou en appliquant, quand il s'agit d'un membre, la compression faite avec un garrot au-dessus de la blessure si le sang qui s'écoule de la plaie est rouge et vermeil, et au-dessous de la blessure s'il est noir.

Toutes les fois que les infirmiers éprouveront de la difficulté pour arrêter une hémorragie, ils réclameront l'intervention du médecin qui sera à proximité.

Lorsque le blessé aura une fracture d'un membre, si c'est le membre supérieur, il sera soutenu avec une écharpe

qui, embrassant l'avant-bras et la main,
sera fixée au cou du blessé. On ajoutera,

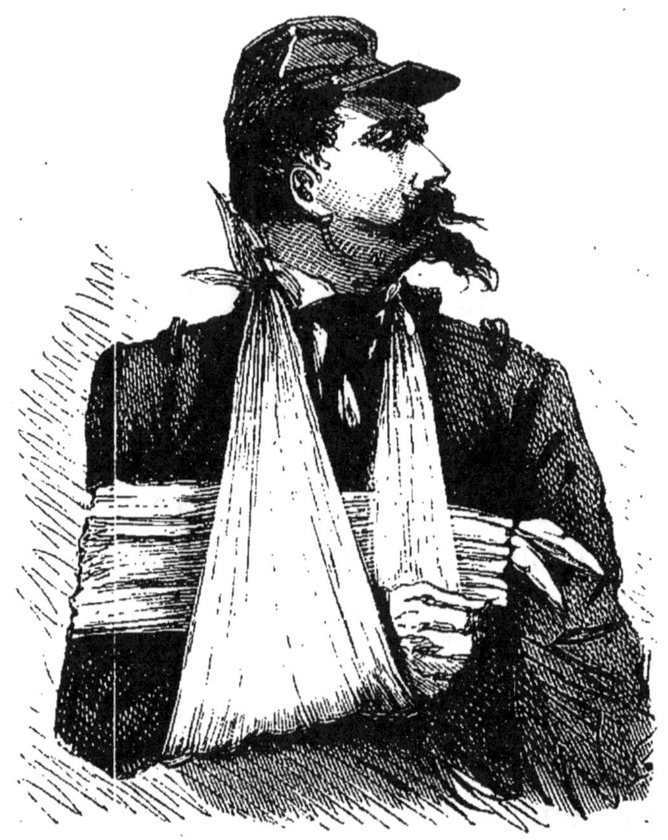

Fig. 1.

pour la fracture du bras, un second mouchoir qui maintiendra le bras contre la
poitrine (fig. 1re).

Dans les fractures du membre inférieur, les deux membres seront rapprochés et réunis avec trois ou quatre lacs, placés à diverses hauteurs ; ou bien, on placera de chaque côté du membre fracturé, par-dessus les vêtements, une attelle que l'on maintiendra avec des liens, cravates, mouchoirs ou courroies de sac.

Ces attelles auront une longueur proportionnée à celle du membre fracturé. Pour les fractures de la cuisse, les deux attelles s'étendront à toute la longueur du membre et au delà de la plante du pied, afin d'empêcher le renversement du membre en dehors. L'externe, plus longue que l'interne, remontera jusqu'à la hanche. Pour les fractures de la jambe, les deux attelles, d'égale longueur, dépasseront le genou et le pied.

Les attelles ordinaires peuvent être remplacées par des branches d'arbres, des baguettes de bois entourées de paille disposée en faisceaux et serrée au moyen d'une ficelle, par un fourreau de sabre, un fusil (fig. 2), un sabre-baïonnette, etc. (fig. 3).

Quelque simple que soit l'application de ces appareils, il faut y être exercé.

Relèvement des blessés.

133. — Les infirmiers, en relevant les blessés, doivent agir avec douceur, éviter de leur imprimer des secousses ou des mouvements douloureux ou qui peuvent aggraver leurs blessures. Ils doivent les soulever lentement et avec ensemble.

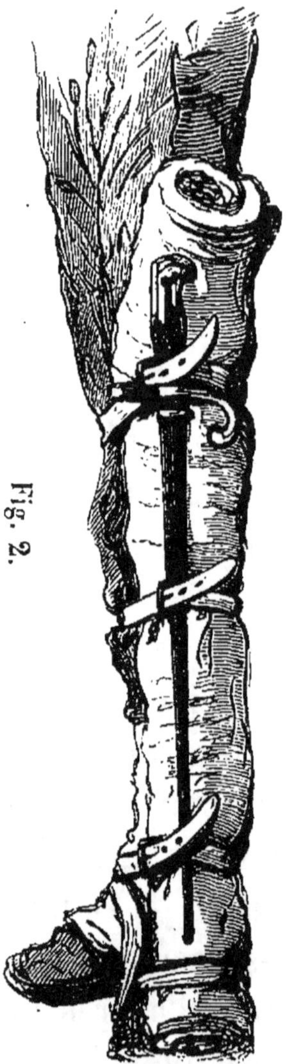

Si le blessé est atteint de fracture d'un

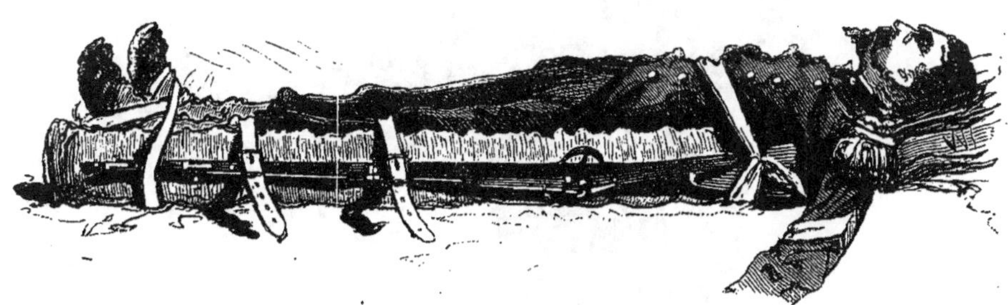

Fig. 3

membre inférieur, un infirmier doit soutenir le membre fracturé en passant les

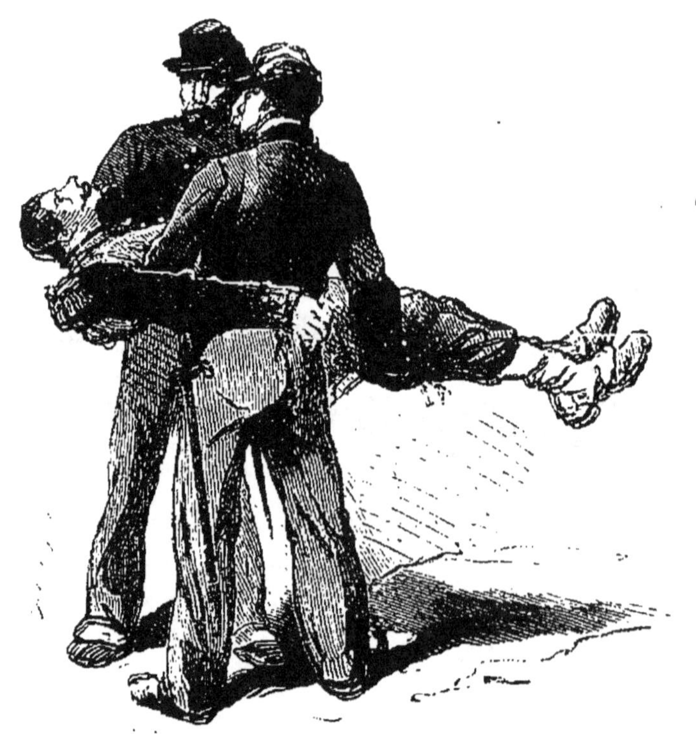

Fig. 4.

mains au-dessous de lui et en mainte-
nant chaque partie du membre brisé de

façon à empêcher tout mouvement de se

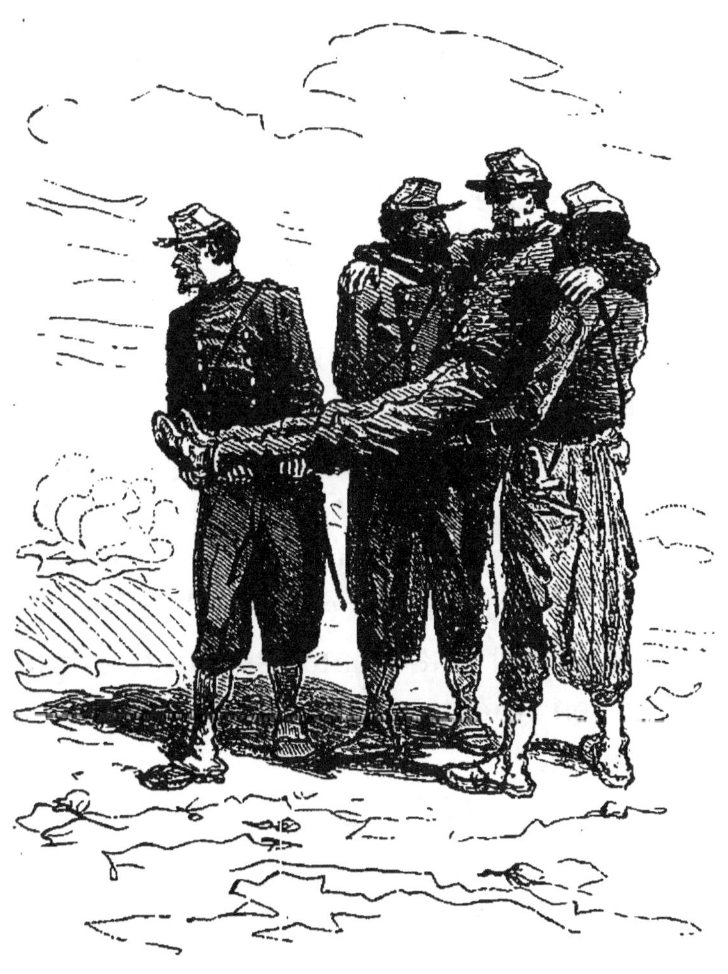

Fig. 5.

produire au niveau de la fracture.

Deux infirmiers suffisent ordinairement pour enlever un blessé. Ils se placent l'un à la droite, l'autre à la gauche et mettent un genou en terre. Ils glissent les mains au-dessous du tronc et des membres inférieurs du patient en les entre-croisant mutuellement pour bien soutenir le blessé qui s'aide, s'il le peut, en saisissant les porteurs au niveau de la ceinture ou autour du cou (fig. 4).

Lorsque les blessés sont gravement atteints ou incapables de s'aider, un troisième infirmier peut être nécessaire pour tenir un membre où la tête (fig. 5), et même un quatrième, si l'on doit soutenir en même temps deux membres fracturés.

Transport à l'ambulance.

134. — Les blessés qui peuvent marcher se rendent seuls à l'ambulance.

S'ils ont besoin d'être soutenus, ils sont accompagnés par des infirmiers qui se chargent de leurs armes et de leurs sacs.

On doit, en transportant les blessés, les mettre autant que possible à couvert du feu de l'ennemi en profitant des plis de terrain, des haies, etc.

Les armes et les sacs des blessés doivent être recueillis par les infirmiers et apportés à l'ambulance.

Lorsque les infirmiers ont déposé un blessé à l'ambulance, ils prennent un brancard de rechange dans la salle de visite et retournent chercher d'autres blessés. Ils continuent ainsi jusqu'à ce que tous les blessés aient été transportés.

Après le combat, le champ de bataille est parcouru avec soin et les recherches sont prolongées pendant la nuit, si c'est nécessaire. Les buissons, les fossés, tous les plis de terrain sont explorés.

CHAPITRE II

TRANSPORT AVEC LE BRANCARD.

135. — Le transport avec le brancard est le moins fatigant pour des malades ; mais il ne peut être employé que pour de petites distances et les porteurs doivent être robustes.

Description du brancard.

136. — Le brancard se compose de deux hampes, deux traverses d'écartement, deux pieds de tête, deux pieds de devant, d'une toile et de deux bretelles.

Les hampes, longues de $2^m,25$, sont équarries sur toute leur longueur et arrondies à leurs extrémités.

Les traverses, qui servent à maintenir les hampes écartées, sont fixées à la ace inférieure de la hampe de gauche, à l'aide d'un boulon en fer autour duquel elles pivotent. Elles présentent à leur extrémité libre une échancrure dans laquelle s'engage, lorsque le brancard est monté, un boulon placé sur l'autre hampe.

Dans le brancard nouveau modèle, l'extrémité libre de la traverse, légèrement élargie, est percée de deux trous et d'une mortaise, destinés à recevoir un tourniquet en cuivre, placé sur la face inférieure de la hampe de droite.

A chaque hampe sont fixées deux pieds en bois, qui s'abaissent et se relèvent à volonté et dont les mouvements sont limités par des arrêts à crochet. Les pieds situés à l'extrémité tètière du brancard se prolongent de 12 centimètres au-dessus des hampes. Les pieds de devant ne dépassent pas l'équarrissage des hampes.

La toile, longue de $1^m,81$, est clouée aux bords externes des hampes dans les trois quarts de sa longueur. Le brancard étant monté, elle se relève, à une de ses extrémités et forme un plan incliné qui est destiné à maintenir élevée la tête du malade.

Cette partie de la toile est fixée aux extrémités des pieds qui surmontent les hampes à l'aide d'œillets en laiton qui s'accrochent à des boutons placés à leur face postérieure.

Les bretelles sont terminées d'un côté par une anse, de l'autre par une patte en cuir, percée de trous, qui, engagée dans une boucle métallique que portent les bretelles, forme une seconde anse au moyen de laquelle on allonge ou l'on raccourcit les bretelles.

Manœuvre du brancard.

137. — *Montage du brancard.* Deux

hommes sont nécessaires pour monter un brancard.

Pour la manœuvre du brancard, les infirmiers, un peu espacés les uns des autres, se mettent sur deux rangs. Les infirmiers qui sont en avant prennent le numéro 1, et ceux qui sont en arrière le numéro 2. Les premiers tiennent le brancard de la main gauche, le long du corps, le côté de la tètière en haut.

Au commandement de : *Montez les brancards*, les hommes du premier rang font face en arrière par un demi-tour. Ceux du second rang font trois pas en arrière.

1er *Temps*. Le brancardier numéro 1 présente l'extrémité tètière du brancard au brancardier numéro 2, qui la saisit de la main gauche.

Ils glissent les hampes sous le bras gauche et se fendent en portant le pied droit en avant. Ils débouclent et déroulent les bretelles, puis se redressent.

2ᵉ *Temps*. Chacun d'eux place en travers, sur le cou, la bretelle qu'il a déroulée, et prend ensuite une hampe de chaque main. Les infirmiers, après avoir déployé le brancard, le renversent en tournant de droite à gauche.

Fléchissant en même temps sur les deux jambes, ils appuient l'extrémité des hampes sur les cuisses.

3ᵒ *Temps*. Ils redressent les pieds du brancard, et le brancardier numéro 2 engage, pour maintenir la têtière, la partie supérieure des pieds de tête dans les angles de la toile garnie de cuir et fixe les boutons dans les œillets. Ils font pivoter ensuite les traverses dont ils fixent l'extrémité libre, en introduisant dans son échancrure le tenon que porte la hampe opposée.

Avec le brancard nouveau modèle, on opère différemment : on introduit le tourniquet en cuivre dans l'un ou l'autre des trous que présente la traverse, de façon que la toile soit toujours bien tendue.

Le trou le plus éloigné du centre de la traverse est destiné à faciliter le montage du brancard, lorsque la toile s'est rétrécie sous l'influence de l'humidité.

4ᵉ *Temps*. Le brancard, étant monté, est retourné de gauche à droite et placé à terre.

Le brancardier numéro 1 se remet face en tête par un demi-tour. Les hampes sont engagées dans les anses des bretelles, et les porteurs assujettissent ces dernières en leur donnant une longueur en rapport avec leur taille.

138. — *Démontage du brancard.* 1ᵉʳ *Temps*. Lo brancard étant posé à terre, les porteurs, placés entre les hampes et se faisant face, au commandement de : *Démontez les brancards*, saisissent les hampes et renversent le brancard en le tournant de droite à gauche ; puis, fléchissant sur les jambes, ils appuient les hampes sur les cuisses.

2ᵉ *Temps*. Ils dégagent les traverses, et le brancardier numéro 2 ayant défait la tètière, ils ramènent les traverses le long des hampes, ainsi que les pieds du brancard.

3ᵉ *Temps*. Ils enroulent chaque hampe dans la toile du brancard en la tournant en dedans. La tètière, maintenue par le brancardier numéro 2, est enroulée également de chaque côté sur les hampes.

4ᵉ *Temps*. Les hampes étant rapprochées, chacun des infirmiers engage la poignée de la hampe, placée à droite, dans la boucle de la bretelle. Puis, se fendant en avant, il roule la bretelle autour du brancard replié, en la tournant de droite à gauche, de manière à l'envelopper dans toute sa longueur. Ils terminent en bouclant ensemble les deux bretelles.

Chargement du brancard.

139. — Le blessé doit être déposé sur le brancard avec précaution et douceur. Il est important de lui donner une position qui ne soit pas douloureuse et qu'il puisse garder pendant le temps de son transport.

La meilleure position est le décubitus sur le dos. La tète doit être un peu soulevée ; les membres supérieurs sont étendus le long du corps, et les membres inférieurs allongés ou légèrement fléchis.

On modifiera cette position suivant le siège de la blessure. Il faut, autant que possible, que le malade n'appuie pas sur sa blessure et que les parties lésées soient maintenues dans le relâchementt et l'immobilité.

Les membres blessés seront allongés et devront reposer dans toute leur étendue sur le brancard. On assurera leur immobilité en les soutenant de chaque côté.

On se servira, pour maintenir la position qui aura été donnée au blessé, de la couverture de campagne, de vètements qui seront roulés ou pliés et placés le

long des membres ou sous le malade ;
en emploiera le havresac comme oreiller.
Si la tête a besoin d'être immobilisée latéralement, on utilisera la capote qui, pliée
en long et roulée à ses extrémités, sera
glissée sous sa partie postérieure et for-
mera coussin de chaque côté.

Transport par deux hommes.

140. — Le brancard peut être porté
par deux ou quatre hommes. Le plus ordinairement, deux suffisent. Les porteurs
doivent être à peu près de même taille ;
les plus petits se placeront à l'extrémité
du brancard correspondant aux pieds du
malade.

141. — Les deux brancardiers se
placent entre les hampes : celui qui
commande se met devant le blessé et
prend le numéro 1 ; l'autre, numéro 2, en
arrière du blessé et lui fait face (fig. 6).

Au commandement de : *Attention,*
ils se baissent, passent les bretelles sur

le cou et saisissent les poignées des hampes.

Au commandement de : *Enlevez*, ils se relèvent et soulèvent le brancard. Au commandement de : *Marche*, ils partent, le brancardier de devant du pied gauche, celui de derrière du pied droit, afin de diminuer, en rompant le pas, le balancement du brancard.

Ils marchent d'un pas régulier, peu allongé, modérément cadencé, en fléchissant les cuisses et les genoux, le pied rasant le sol.

Au commandement de : *Halte*, ils s'arrêtent. Au commandement de : *Posez*, ils déposent avec ensemble et lentement le brancard à terre.

Le brancardier qui est en avant prévient celui qui est en arrière des obstacles de la route, des accidents de terrain, lui indique les changements de direction et règle la marche.

Les deux autres infirmiers, qui ac-

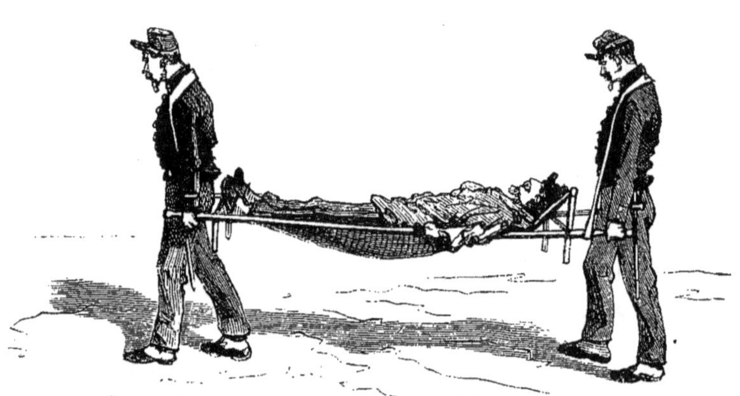

Fig. 6.

compagnent le blessé, portent ses armes, son fourniment et remplacent les porteurs, lorsque ceux-ci sont fatigués.

Transport par quatre hommes.

142. — Les brancardiers se placent à chaque extrémité du brancard et en dehors des hampes ; ils se font face. Le chef brancardier est en seconde ligne. Au commandement de : *Attention*, ils saisissent des deux mains, en se baissant, les poignées du brancard.

Au commandement de : *Enlevez*, ils se relèvent et soulèvent le brancard à la hauteur des épaules. Faisant un quart de tour en avant, ils engagent la hampe sur l'épaule qui lui correspond et l'assujettissent en l'embrassant avec la main du même côté. Au commandement de : *Marche*, les porteurs partent, les deux premiers du pied gauche, les deux derniers du pied droit.

Pour poser le brancard à terre, les

brancardiers, au commandement de :
Posez, prennent les hampes des deux
mains, soulèvent légèrement le brancard,
afin de dégager l'épaule. En même temps,
ils exécutent un quart de tour en arrière
et font face au brancard qu'ils abaissent
ensuite, avec ensemble, et en lui conservant son horizontalité.

Marche avec le brancard.

143. — En marche, les porteurs doivent s'efforcer de maintenir constamment le brancard dans un plan horizontal, les uns en fléchissant, les autres
en allongeant les avant-bras, selon l'inclinaison du sol.

Quand on gravit un terrain fortement
incliné, cette précaution est insuffisante.
Pour remédier à l'inclinaison du brancard, il faut porter le blessé la tête en
avant, celle-ci devant être plus élevée que
les autres parties du corps. Si, au contraire, on descend une côte un peu raide,

il convient de faire passer les pieds les
premiers.

Toutefois, il y a une exception à cette
règle ; c'est lorsque le blessé est atteint
de fracture d'un des membres inférieurs.
Il est nécessaire alors, pour que le corps
ne presse pas, en glissant, sur le frag-
ment supérieur de la fracture, que, dans
les montées et les descentes, les pieds
soient plus élevés que la tête.

On procède de la même façon pour
monter un escalier.

144. — *Marche en terrain coupé.*
Si l'on rencontre des obstacles, une haie,
un mur qui ne soit pas trop difficile à
franchir, les porteurs, qui doivent être
au moins quatre, arrivés près de l'obstacle, déposent à terre le brancard. Un
d'eux franchit la clôture ; les trois autres,
un en arrière du brancard, les deux autres en avant, au commandement de :
Enlevez, soulèvent le brancard un peu
plus haut que l'obstacle. Faisant quel-

ques pas en avant, ils passent les hampes antérieures à celui qui est de l'autre côté du mur ou de la haie, au commandement de : *Envoyez*.

Immédiatement, les infirmiers qui ont abandonné les hampes se portent au delà de la clôture, et, les deux infirmiers qui soutiennent le brancard ayant fait un mouvement en avant, ils saisissent les hampes postérieures qui, au commandement de *Envoyez*, leur sont remises par le porteur resté derrière l'obstacle. Le brancard, mis à terre, est repris par deux infirmiers qui continuent leur marche (fig. 7).

La manœuvre pour passer un fossé trop large pour être enjambé par les brancardiers est à peu près la même (fig. 8).

Déchargement du brancard.

145. — Pour enlever un blessé de dessus son brancard, on procède avec la

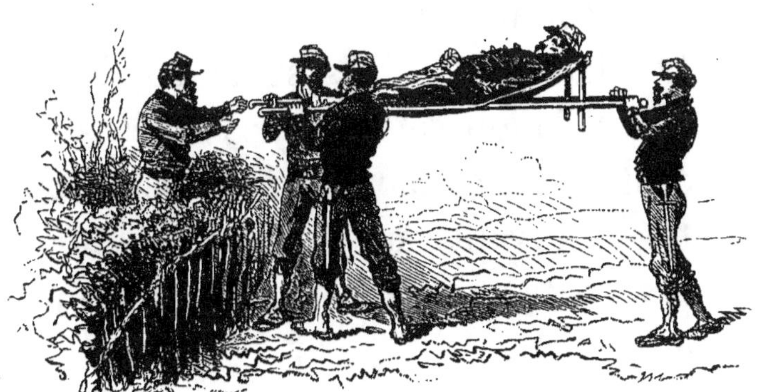

Fig. 7.

même douceur et les mêmes précautions que pour l'y placer.

Autant que possible, un blessé ne doit être déplacé de son brancard que pour être couché dans un lit ou sur une litière, et jamais pour être mis sur un autre brancard.

Le brancard étant déposé au pied du lit, deux infirmiers soulèvent le blessé, après l'avoir saisi par les côtés, et, marchant latéralement, le transportent, la tête en avant, sur le lit qu'ils abordent par l'extrémité inférieure et placent entre eux.

146. — On peut aussi s'y prendre de la manière suivante :

Le brancard étant disposé parallèlement au lit, la tête du malade dirigée vers son extrémité supérieure, les deux porteurs se placent du côté du brancard opposé au lit, glissent les mains sous le malade et le soulèvent. Alors le brancard est enlevé rapidement par un aide, et les

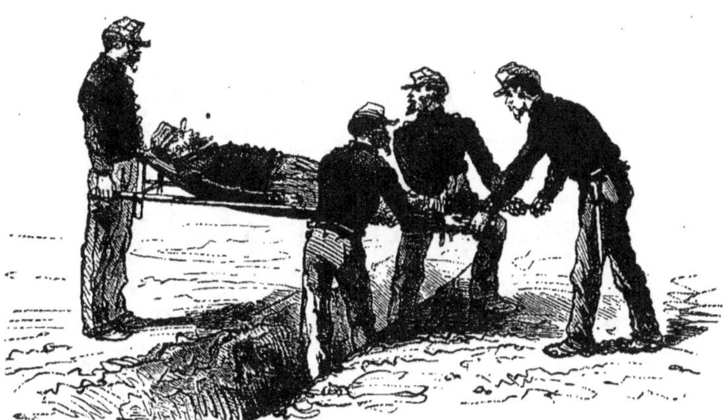

Fig. 8.

infirmiers, avançant de quelques pas, déposent le malade sur le lit.

147. — Un seul infirmier, s'il est vigoureux, peut enlever le blessé du brancard ; mais il est utile que le malade s'aide en embrassant le cou de l'infirmier avec un ou deux bras.

CHAPITRE III

TRANSPORT A BRAS D'HOMME.

148. — Il est des circonstances dans lesquelles les blessés doivent être transportés à bras à une assez grande distance, soit que les infirmiers manquent de brancards, soit qu'on ne puisse pas, par suite des obstacles à franchir, de la disposition du terrain, faire parvenir les brancards jusqu'à eux.

Il y a différentes manières de transporter les blessés à bras d'homme. Elles doivent varier suivant le siège et la gravité de la blessure, le nombre des porteurs dont on dispose et la distance à parcourir.

Transport par un seul homme.

149. — Ce mode de transport, journellement employé, exige un homme vigoureux et ne permet pas de franchir un long espace. Le blessé peut être transporté dans les bras ou sur le dos.

150. — 1° *Transport dans les bras.* L'infirmier, placé à la hauteur du blessé, met un genou en terre et passe ses bras sous les reins et les fesses. — Le blessé, de son côté, embrasse le cou de l'infirmier qui se relève en dégageant d'abord le pied le moins engagé.

151. — 2° *Transport à dos.* L'infirmier se place un genou en terre devant le blessé, de manière à lui présenter le dos. — Le blessé lui embrasse le cou.

L'infirmier, saisissant ensuite les jarrets

du blessé, le hisse sur son dos et se relève. Il prend, si c'est utile, un point
d'appui en avant, ou s'aide d'un bâton,
d'un fusil, pour se relever.

Le transport à dos est préférable au
précédent ; mais il faut que le malade
puisse s'aider et ait assez de force pour
se cramponner au cou du porteur.

Transport par deux hommes.

152. — Le blessé peut être porté dans
la position assise ou couchée.

A. *Position assise.* Deux modes de
transport :

1° *Transport à deux mains.* Les infirmiers mettent un genou en terre à côté
du blessé, qui est accroupi. Ils unissent
premièrement la main qui est dirigée
vers les pieds du blessé et la passent
sous les fesses de ce dernier. Ils joignent
ensuite les deux autres mains qu'il placent derrière son dos. Le blessé enlace
le cou de chaque infirmier avec les deux

bras ou avec un seul, s'il n'en a qu'un de libre.

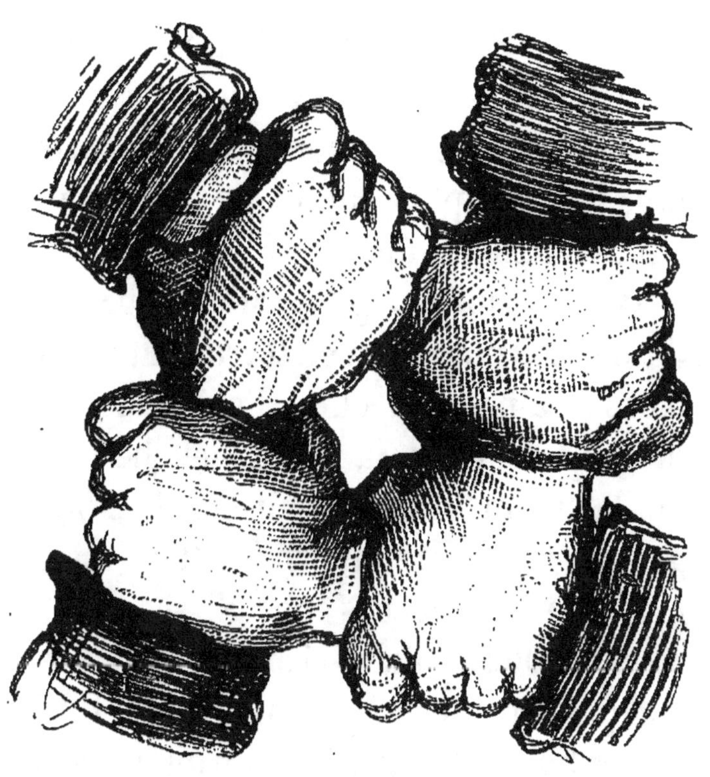

Fig. 9.

Au commandement de : *Attention, Debout*, les infirmiers se lèvent. Au commandement de : *Marche*, ils partent celui de droite du pied droit, celui de gauche du pied gauche, en marchant latéralement.

153. — 2° *Transport à quatre mains.* Si le blessé a assez de force pour s'aider de ses bras, on lui constituera un siège plus large et plus commode, en s'y prenant comme il suit :

Les infirmiers, placés des deux côtés du blessé, un genou en terre, entrelacent leurs mains ; chacun d'eux saisit son poignet droit de la main gauche ; puis, de la main droite, il prend le poignet gauche de l'autre infirmier (fig. 9). Les mains ainsi enlacées sont glissées sous le siège du blessé. Celui-ci embrasse le cou de chaque infirmier. Au commandement de : *Attention, Debout,* les infirmiers se relèvent (fig. 10).

Ce mode de transport est non seulement plus commode pour le malade que le transport à deux mains, mais il est moins fatigant pour les porteurs qui ont

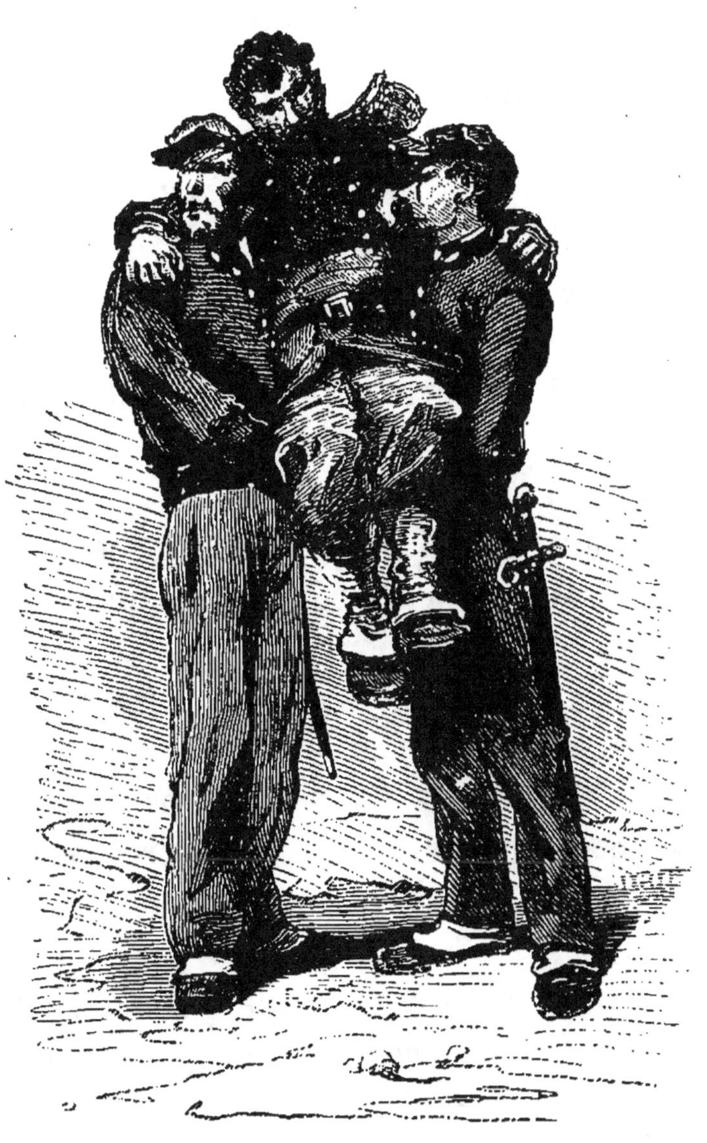

Fig. 10.

ainsi plus de force pour soutenir le poids du blessé.

154. — B. *Position couchée.* Deux modes de transport :

1° *Le blessé est saisi par les extrémités.* Les infirmiers vont se placer : celui qui prend le commandement, à la tête du blessé ; le second, entre ses jambes.

Ayant mis un genou en terre, le premier soulève la tête du blessé, qu'il applique contre sa poitrine, passe les bras d'arrière en avant sous les aisselles et croise les mains sur le devant de la poitrine du blessé. Le second, penché en avant et tournant le dos au précédent, saisit les jambes du patient sous les jarrets.

Au commandement de : *Attention, Debout,* ils se lèvent. Au commandement de : *Marche,* ils partent du pied droit (fig. 11).

2° *Le blessé est saisi de côté.* Les in-

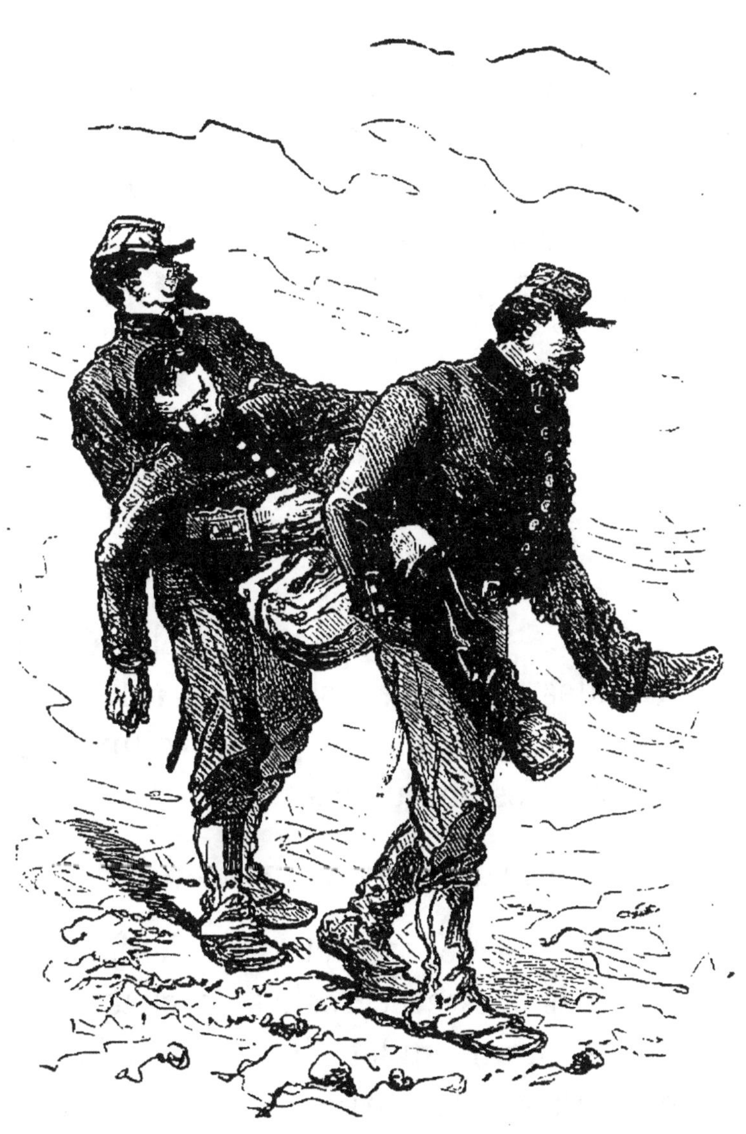

Fig. 11.

firmiers se placent, l'un à droite, l'autre à gauche du blessé, et, mettant un genou en terre, ils placent les mains au-dessous du blessé, comme il a été dit plus haut (art. 133).

CHAPITRE IV

TRANSPORT A DOS DE MULET

155. — Le transport des blessés à de grandes distances s'effectue à l'aide de cacolets, de litières et de voitures qui suivent les ambulances.

1º Transport avec les cacolets.

156. — Les cacolets sont des fauteuils destinés à être accrochés de chaque côté du bât d'un mulet. Ils sont formés de montants en fer, articulés et à charnières, réunis en arrière par un dossier auquel est fixée une ceinture. Ils présentent en dehors un accotoir qui sert d'appui au bras du malade. Deux courroies, partant

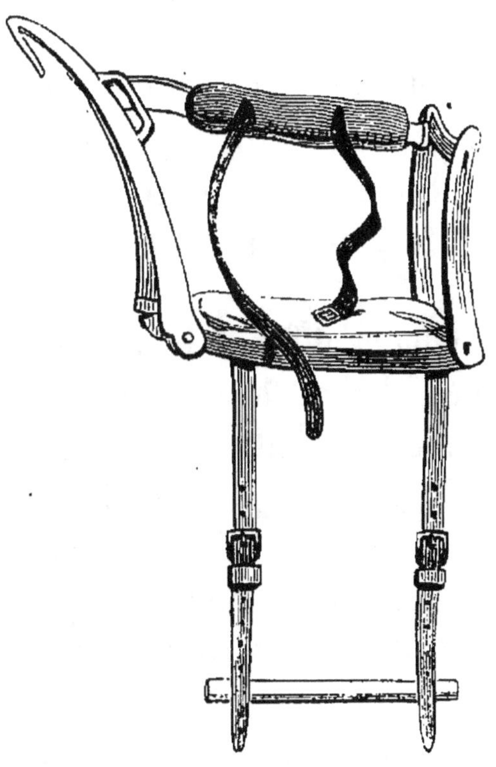

Fig. 12.

du siège, soutiennent une planchette sur laquelle doivent reposer les pieds du malade (fig. 12).

157. — *Chargement du cacolet.* Les malades sont assis parallèlement au mulet et regardent dans la même direction que lui.

Pour charger les cacolets, le conducteur tient son mulet par les rênes et appuie, pour faire contrepoids, sur le cacolet de gauche afin de l'empêcher de tourner.

Le malade, aidé par un infirmier, monte à droite. Il met le pied gauche sur le marchepied, saisit le bât de la main droite, l'accotoir de la main gauche, et monte en se tournant pour s'asseoir.

Le blessé qui monte à gauche s'y prend de la même manière, mais met d'abord le pied droit sur le marchepied et place les mains en sens inverse (fig. 13).

Lorsque le malade n'est par assez fort pour monter seul, deux infirmiers le prennent sur leurs bras et le déposent sur le siège. Il est maintenu avec la ceinture

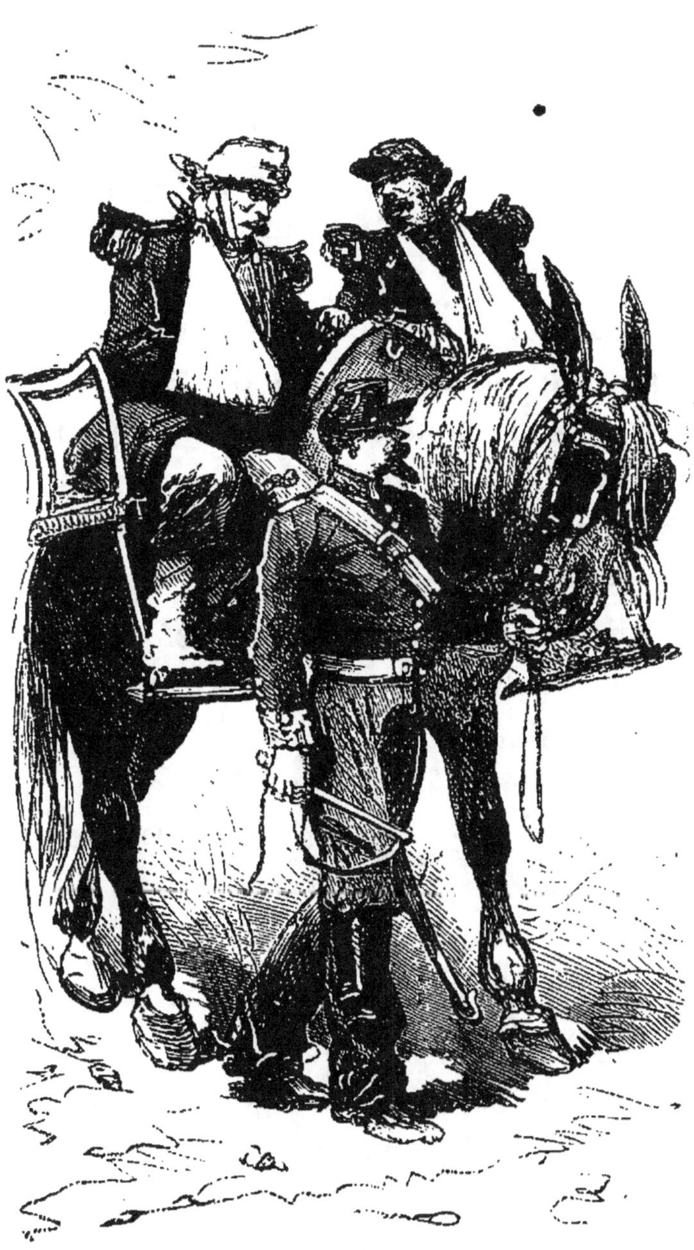

Fig. 13.

de cuir qui est attachée au dossier.

S'il n'y a qu'un malade à transporter, le conducteur monte sur le second cacolet.

Les deux cacolets doivent se faire équilibre. Si les malades présentent une inégalité de poids, on rétablit l'équilibre en ajoutant du côté le moins lourd un sac, des vêtements, ou tout autre objet qu'on suspend au cacolet.

158. — Les malades doivent descendre ensemble ; ils sont aidés, s'il y a nécessité. Dans le cas où ils ne peuvent descendre que l'un après l'autre, le conducteur appuie sur le cacolet devenu vide.

2º Transport en litières.

159. — Les litières sont des couchettes en fer, que l'on suspend par paire au bât d'un mulet. La partie qui correspond à la tête est légèrement relevée ; elle est surmontée d'un châssis mobile, recouvert d'un rideau qui sert à protéger le blessé du soleil et de la pluie. On les distingue en litière de droite et litière de gauche.

Les litières sont affectées aux hommes atteints de fractures des membres inférieurs ou de blessures graves, et qui ne peuvent pas être transportés assis (fig. 14).

160. — *Chargement des litières*. Les litières étant posées à terre, parallèlement, à 3 mètres l'une de l'autre, et recouvertes d'une couverture de campement, les infirmiers prennent le malade par les côtés et le déposent sur la litière, d'après les règles établies pour le chargement des brancards.

Le mulet est ensuite amené par le conducteur et placé entre les litières, la croupe tournée du côté des pieds des malades. Le conducteur le maintient pour l'empêcher d'avancer ou de reculer, pendant le chargement des litières.

La litière de gauche est d'abord char-

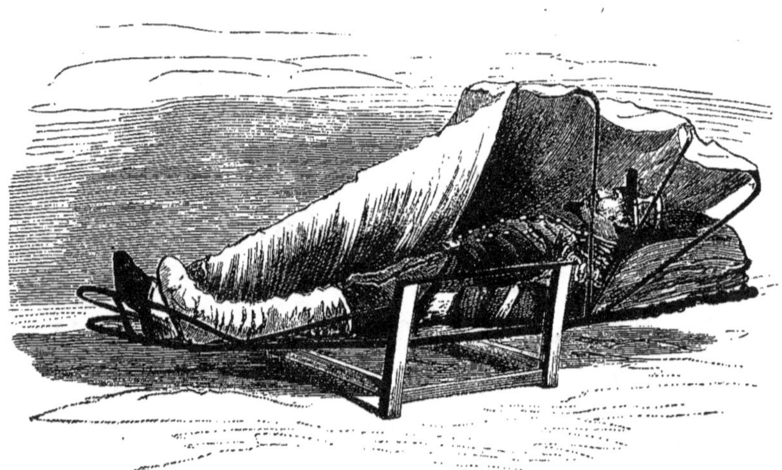

Fig. 14.

gée sur le mulet. Au commandement de : *Attention*, quatre infirmiers la saisissent par les angles du châssis. — Au commandement de : *Enlevez*, ils l'enlèvent horizontalement et l'appuient au bât. Les deux hommes les plus rapprochés du mulet saisissent en même temps, l'un de la main droite, l'autre de la main gauche, les chaînes des montants qu'ils engagent, par l'un des derniers chaînons, dans les crochets du bât.

Dès que la litière est accrochée, une cinquième personne la soutient, en appuyant l'épaule droite sous la dernière traverse en fer pour empêcher le bât de tourner.

Les quatre infirmiers se portent alors rapidement à la litière de droite, en passant, deux devant le mulet et deux derrière, et la chargent comme celle de gauche.

Il faut que les litières soient bien équilibrées et horizontales.

Les malades couchés sur les litières ont la tête dirigée du côté de l'avant-main. Avec le mode de chargement opposé les mulets sont plus solides, fatiguent moins, mais les malades éprouvent des réactions plus dures.

161. — *Déchargement des litières.* Le conducteur détache un certain nombre de courroies, roule le rideau, abaisse le châssis de tête et tient son mulet par les rênes.

Un infirmier soutient la litière de droite avec l'épaule pour empêcher le bât de tourner. Quatre autres, au commandement de : *Attention*, saisissent la litière de gauche aux quatre angles. Au commandement de : *Enlevez*, ils la soulèvent avec précaution.

Les deux hommes les plus rapprochés du mulet décrochent les chaînes, et, au commandement de : *Posez*, la litière est déposée à terre sans secousse.

Les quatre infirmiers se portent en-

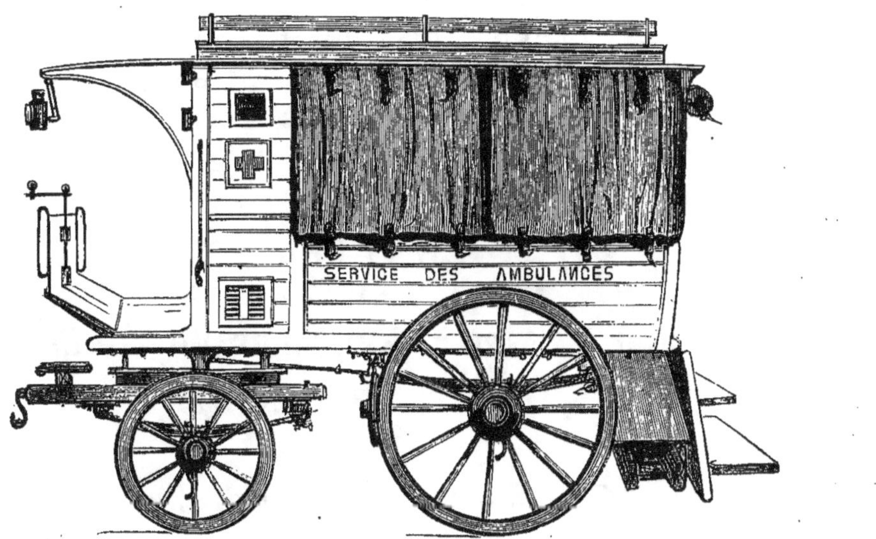

Fig. 45.

suite à la litière de droite et la déchargent de la même manière.

Le transport avec les cacolets et les litières est avantageux dans les terrains accidentés où les voitures ne peuvent pas arriver ; mais il est pénible, surtout en cacolet : les blessés sont soumis à des secousses violentes et exposés à des chutes.

CHAPITRE V

TRANSPORT AVEC LES VOITURES D'AMBULANCE

162. — Les voitures d'ambulance pour le transport des blessés sont de deux sortes : la voiture à quatre roues, dite omnibus (fig. 15), et la voiture à deux roues ou voiture légère (fig. 16).

Disposition intérieure des voitures.

163. — *Voiture à quatre roues.* La

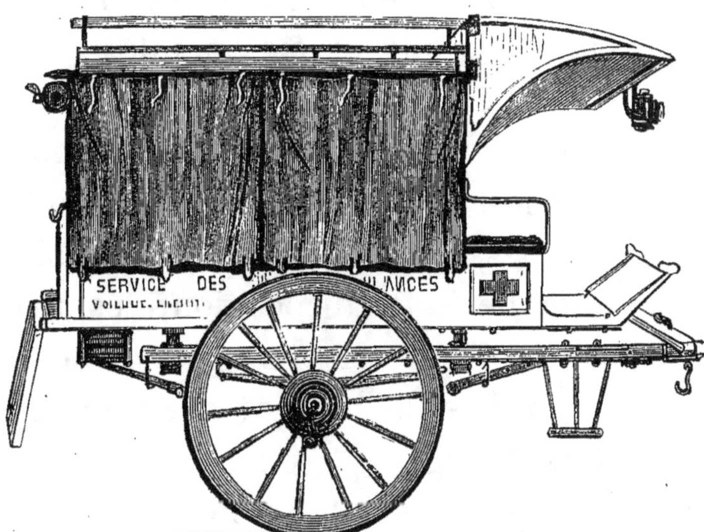

Fig. 16.

voiture omnibus est disposée de façon à transporter dix malades assis ou quatre couchés. Les malades couchés sont étendus sur des brancards suspendus et formant deux plans superposés. Les malades assis se placent sur deux banquettes, parallèles aux parois latérales de la voiture. Les banquettes sont mobiles, et, lorsqu'on doit transporter des malades couchés, elles sont relevées et maintenues par des verrous contre les parois. Par suite de cette disposition, les malades peuvent être assis d'un côté de la voiture et couchés de l'autre. Leur nombre est alors de sept.

Dans l'axe longitudinal et médian de la voiture sont deux montants en fer qui supportent, à droite et à gauche, deux crampons qui correspondent à deux crampons semblables, suspendus aux parois latérales de la voiture et destinés à recevoir l'extrémité des hampes des brancards. Ces montants sont mobiles et

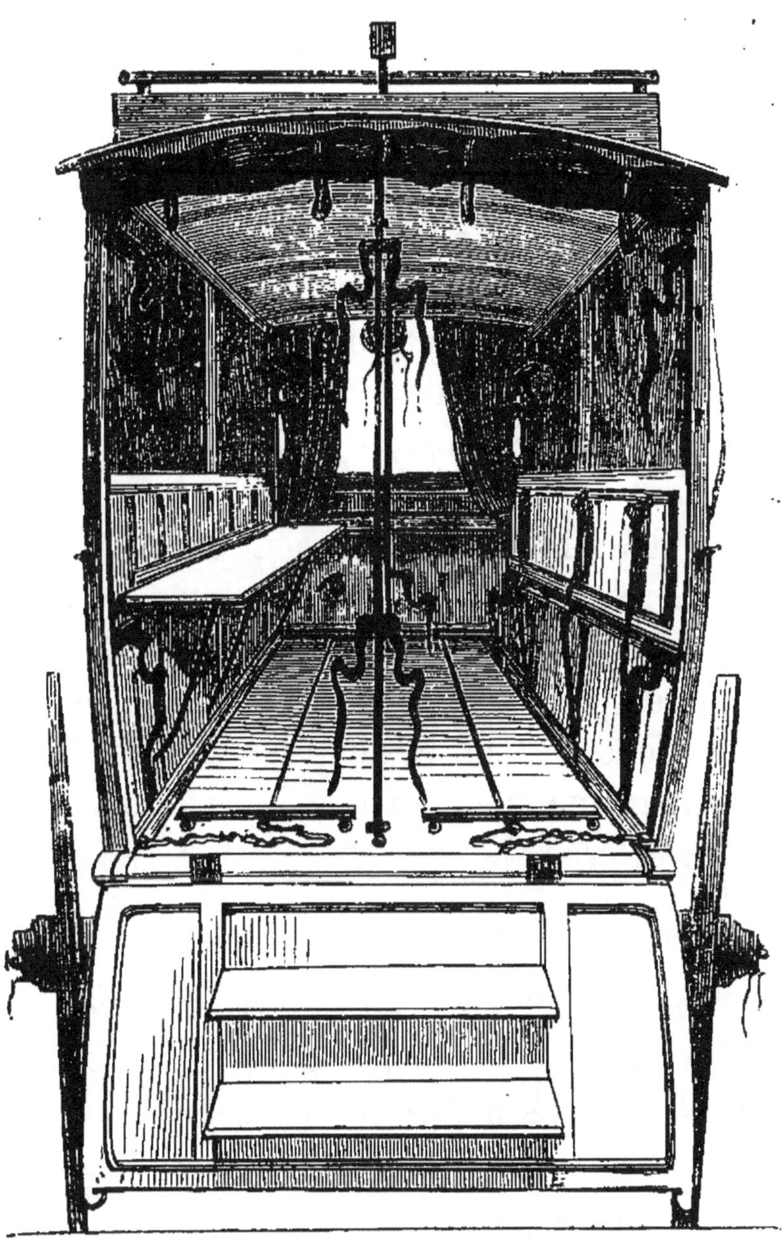

Fig. 47.

ont un point d'appui sur le plancher de la voiture. Ils se relèvent et s'attachent au plafond quand on ne s'en sert pas.

Deux rails sur lesquels glisse un double chariot, maintenu par une chaînette, sont fixés au plancher de la voiture (fig. 17).

164. — *Voiture à deux roues.* La voiture légère d'ambulance ne contient que deux brancards, qui sont placés sur le même plan et suspendus comme dans la voiture omnibus. Elle n'a pas de banquettes pour recevoir des malades assis. Le mode de suspension des brancards est le même que pour la voiture à quatre roues (fig. 18).

Chargement de la voiture à quatre roues.

165. — *Soins préliminaires.* La voiture placée le plus avantageusement possible pour permettre le chargement par l'arrière, le conducteur relève les rideaux qui sont en avant et sur les côtés de la voiture, et les maintient avec les cour-

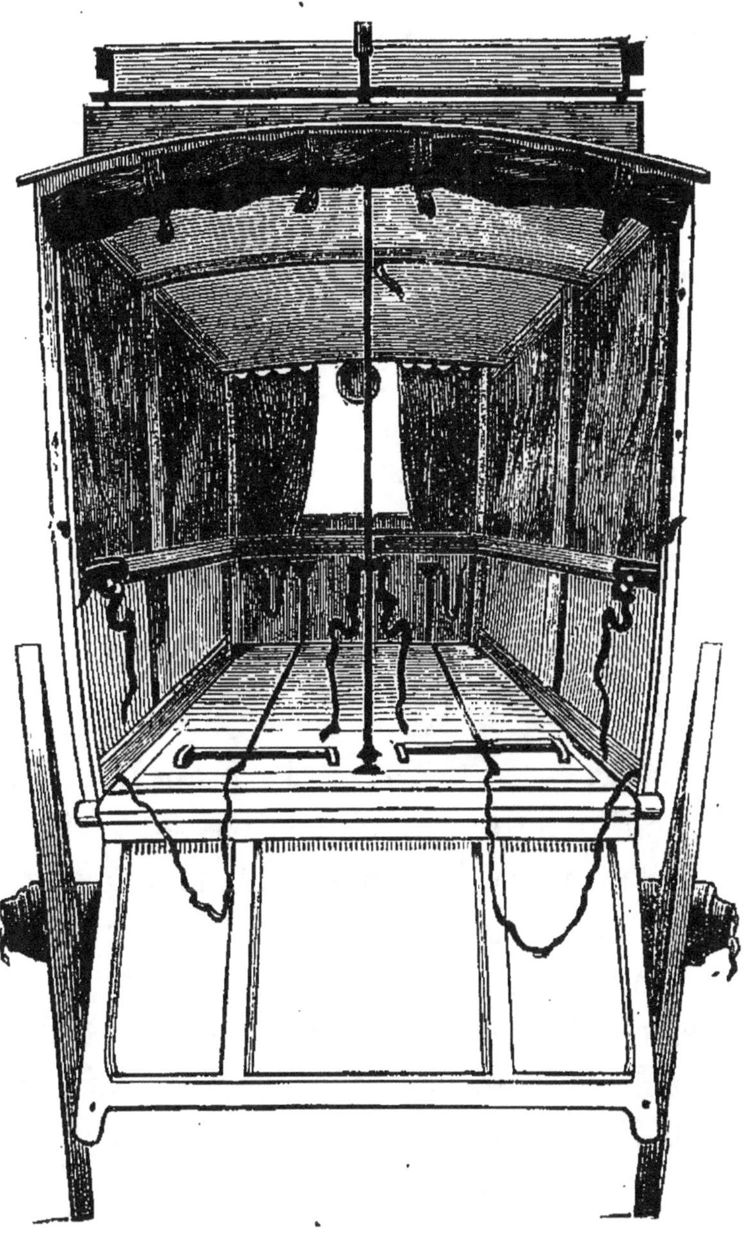

Fig. 48.

roies. Il abaisse le marchepied et les deux montants en fer, qu'il fixe en abattant les ressorts des tenons d'arrêt. Il s'assure que les crampons qui doivent supporter les brancards sont solides et bien assujettis.

Un infirmier place le chariot roulant de droite à l'extrémité postérieure du rail, et examine si la chaînette est libre.

Transport de malades couchés.

166. — 1er *Temps*. Le brancard, qui a été déposé à quelques pas en arrière de la voiture, la tête du malade en avant, est saisi par quatre infirmiers qui, au commandement de : *Enlevez*, le soulèvent à la hauteur de la voiture et placent les deux pieds de devant dans le chariot roulant.

2e *Temps*. Les deux infirmiers qui sont en arrière, au commandement de :

Poussez, dirigent doucement le brancard jusqu'à l'extrémité antérieure du rail.

3° *Temps*. Les deux autres se portent rapidement sur le siège de la voiture, et chacun d'eux prend la poignée de la hampe qui lui correspond.

En même temps, les infirmiers restés en arrière de la voiture montent sur le marchepied, saisissent les hampes du brancard, et, au commandement de : *Enlevez*, soulèvent le brancard avec ensemble jusqu'aux crampons-supports les plus élevés.

Au commandement de : *Placez*, les poignées des hampes sont mises dans les quatre crampons.

4° *Temps*. Les infirmiers s'assurent que le brancard est bien suspendu, et, au commandement de : *Bouclez*, ils l'assujettissent dans les supports en bouclant les courroies.

Au commandement de : *Rompez*, ils descendent de la voiture.

10.

167. — La même manœuvre est successivement répétée pour le chargement des autres malades. Le deuxième est couché au-dessous du premier ; le troisième et le quatrième sont placés du côté opposé et dans le même ordre.

Transport de malades couchés et de malades assis.

168. — Lorsque l'un des côtés de la voiture doit être occupé par des malades assis, la banquette est abaissée et les blessés, aidés par un infirmier, y prennent place. Les plus malades montent les premiers. On réduit leur nombre à quatre, s'ils sont gravement atteints.

Transport de malades assis.

169. — Si l'on n'a à transporter que des malades assis, les deux banquettes sont abaissées et les deux montants de fer qui supportent les crampons sont relevés et fixés au plafond par des courroies. Le chargement des malades se fait comme il vient d'être dit.

170. — Le chargement de la voiture étant complété, le marchepied est relevé et l'arrière de la voiture est fermé.

Les rideaux de la voiture sont déroulés, et, selon la température et les prescriptions des médecins, ils sont hermétiquement fermés ou entr'ouverts. Les bretelles des brancards sont placées dans le coffre du siège du conducteur.

Chargement des armes et des effets.

171. — Après le chargement des blessés, on place avec ordre, sur l'impériale de la voiture, les armes, les effets de chaque malade et les brancards de la voiture qui sont disponibles. Ils sont cordés et attachés par des sangles à la galerie de la voiture. On doit s'assurer préalablement que les armes sont déchargées.

Une échelle ployante, placée sous le marchepied et maintenue par deux tenons en fer forgé et une courroie, sert au chargement de ces objets.

172. — Avant de se mettre en route, on examine si la lanterne, placée au-dessus de la capote de la voiture, est pourvue d'une quantité d'huile et de mèches suffisante pour un trajet de nuit.

Déchargement de la voiture à quatre roues.

173. — *Soins préliminaires*. Le conducteur place la voiture de façon à faciliter le déchargement. Il relève et replie les rideaux ; il abaisse le marchepied.

Un infirmier constate que le chariot est placé au fond de la voiture et que la chaînette est libre.

Déchargement des malades couchés.

174. — 1ᵉʳ *Temps*. Ces préliminaires terminés, deux infirmiers se placent sur le siège de la voiture, tandis que deux autres se portent en arrière.

Au commandement de : *Débouclez*, les

quatre infirmiers déroulent les courroies qui fixent dans les crampons le brancard du plan inférieur.

2ᵉ *Temps*. Au commendement de : *Enlevez*, ils dégagent les hampes des crampons et déposent le brancard doucement sur le plancher de la voiture, en mettant les deux pieds de devant dans le chariot.

3ᵉ *Temps*. Les infirmiers qui sont derrière la voiture, au commandement de : *Tirez*, amènent le brancard jusqu'à l'extrémité postérieure du rail. En même temps, les deux autres se portent en arrière et chacun saisit la poignée de la hampe qui lui correspond.

4º *Temps*. Les quatre infirmiers, au commandement de : *Soulevez*, enlèvent avec ensemble le brancard. Au commandement de : *Marche*, ils s'éloignent de la voiture, et, après avoir fait quelques pas, déposent sans secousse le brancard

à terre, au commandement de : *Halte*,
Posez.

Le malade est ensuite transporté par
deux infirmiers sur le point qui lui est
désigné.

175. — La même manœuvre est répétée pour le déchargement du malade
qui occupe le plan supérieur du même
côté, et successivement. pour les autres.

Déchargement des malades assis.

176. — Les blessés assis descendent
un à un. Il sont aidés par un infirmier
qui est sur le marchepied, puis accompagnés jusqu'à leur destination par un
ou plusieurs infirmiers.

177. — Lorsqu'il y a des malades
couchés et des malades assis. dans la
même voiture, on commencera par enlever ceux qui sont couchés, à moins que
les malades assis soient assez valides
pour sortir facilement de la voiture.

Déchargement des armes et des effets.

178. — Le déchargement des malades opéré, on débarrasse l'impériale des armes, sacs et autres effets, qui sont remis aux infirmiers qui doivent accompagner les malades.

Le conducteur de la voiture veille à ce que les brancards appartenant à la voiture y soient replacés.

Chargement de la voiture à deux roues.

179. — Le chargement des malades dans la voiture légère d'ambulance s'exécute comme celui des malades couchés dans les voitures à quatre roues.

Les bretelles des brancards sont placées dans le coffre de la voiture.

CHAPITRE VI

APPROVISIONNEMENTS D'UNE AMBULANCE ACTIVE

180. — Les approvisionnements des ambulances actives sont transportés dans des voitures spéciales, qui sont : la voiture de chirurgie, la voiture d'administration et les voitures d'approvisionnements de réserve.

L'ambulance n° 1 comprend :

2 voitures de chirurgie,

2 voitures d'administration,

4 voitures d'approvisionnements de réserve.

L'ambulance n° 2 comprend :

1 voiture de chirurgie,

1 voiture d'administration,

2 voitures d'approvisionnemémts de réserve.

Il est indispensable que les infirmiers

connaissent la composition de ce matériel et son arrimage et qu'ils soient exercés au chargement et au déchargement des voitures qui le renferment. Il importe, dans un moment pressant, de ne pas perdre de temps à chercher les objets dont on a besoin et, lors du chargement du matériel, de remettre tout rapidement en place et avec ordre.

APPROVISIONNEMENTS DES AMBULANCES

CHARGEMENT DE VOITURE DE CHIRURGIE

Nomenclature par lettre alphabétique et arrimage des objets qu'elle renferme.

DÉNOMINATION DES MATIÈRES ET OBJETS.	Indication des casiers ou des compartiments où ils se trouvent.	OBSERVATIONS.
A		
Aiguilles diverses	Casier nº 11.	Dans un étui.
Acétate de plomb	Tiroir nº 2.	Un flacon.
Acide acétique	Tiroir nº 2.	Un flacon.
Acide phénique cristallisé	Tiroir nº 2.	Dans deux flacons.
Agaric amadouvier	Tiroir nº 2.	
Alcoolat de melisse composé	Tiroir nº 2.	Dans un flacon.
Alcool à 90°	Tiroir nº 3.	Dans deux flacons.
Alcoolé de cannelle	Tiroir nº 2.	Dans deux flacons.
Alcoolé d'extrait d'opium	Tiroir nº 2.	Dans deux flacons.
Alcoolé de camphre	Tiroir nº 3.	Dans un flacon.
Allumettes amorphes	Casier nº 25.	Dans deux boîtes.
Ammoniaque liquide à 22°	Tiroir nº 2.	Dans un flacon.
Appareil d'Esmark	Tiroir nº 4.	
Attelles conjuguées en fil de fer, pour fractures du bras.	Casier nº 14.	
Attelles Id. de l'avant-bras	Casier nº 14.	
Attelles conjuguées en fil de fer pour fractures de la jambe.	Casier nº 15.	
Attelles en bois, articulées, pour fractures de la jambe.	Casier nº 18.	
Attelles Id, de la cuisse	Casier nº 18.	
Attelles pour fractures de la cuisse, modèle Isnard.	Casier nº 18.	
Attelles en bois, pour fractures du bras	Casier nº 24.	
Attelles Id. de l'avant-bras	Casier nº 24.	
Attelles-palettes (palmaires)	Casier nº 24.	
Attelles en bois collées sur toile de coton	Casier nº 24.	
B		
Bandages inguinaux, simples, de droite	Casier nº 9.	
Bandages Id. de gauche	Casier nº 9.	
Bandages inguinaux, doubles	Casier nº 9.	
Bandages à fractures, pour bras	Casier nº 19.	
Bandages Id. pour l'avant-bras	Casier nº 19.	
Bandages Id. pour la jambe	Casier nº 19.	
Bandages Id. pour la cuisse	Casier nº 19.	
Bandes de carton	Casier nº 26.	

DÉNOMINATION DES MATIÈRES ET OBJETS.	Indication des casiers ou des compartiments où ils se trouvent.	OBSERVATIONS.
Bande de zinc laminé..	Casier n° 27.	
Bandes roulées	Casier n° 5. Casier n° 6. Casier n° 7. Casier n° 23. Casier n° 28.	
Biberons en étain	Tiroir n° 8.	
Boîtes avec couvercle, fermant à touret	Tiroir n° 2.	Vides.
Boîtes d'instruments de chirurgie, complètes. Arsenal de 1859. n° 1, avulsion des dents...	Tiroir n° 4.	
n° 2, amputation et trépan..		
n° 17, résection des os....	Tiroir n° 4.	
n° 25, trousses de médecin.	Tiroir n° 4.	
n° 26, trousses d'infirmier de visite	Tiroir n° 4.	Dans 1 étui en coutil.
	Tiroir n° 4.	Id.
n° 27, trousses de réserve.	Tiroir n° 4.	Id.
Boîtes d'appareils carrées, avec couvercle en fer-blanc	Tiroir n° 6. Tiroir n° 7.	
Boîtes d'appareils rectangulaires, sans couvercle, en fer-blanc	Tiroir n° 6. Tiroir n° 7.	
Bougeoires en cuivre	Casier n° 25.	

DÉNOMINATION DES MATIÈRES ET OBJETS.	Indication des casiers ou des compartiments où ils se trouvent.	OBSERVATIONS.
Bougies	Casier n° 12.	Dans la boîte C.
Bouchons de liège, grands	Tiroir n° 2. Tiroir n° 3.	
Id. petits	Tiroir n° 2. Tiroir n° 3.	
Brancards avec bretelles	En vrac.	

C

DÉNOMINATION DES MATIÈRES ET OBJETS.	Indication des casiers ou des compartiments où ils se trouvent.	OBSERVATIONS.
Carnets de diagnostics	Casier n° 13.	
Cataplasme Lelièvre	Casier n° 3.	
Chlorhydrate de morphine	Tiroir n° 2.	Dans une boîte.
Chloroforme	Tiroir n° 2. Tiroir n° 3.	Dans trois flacons. Dans un flacon.
Charpie	Casier n° 5. Casier n° 6. Casier n° 7. Casier n° 29.	
Cire jaune	Tiroir n° 2.	
Ciseaux, paires, grands	Casier n° 9.	
Ciseaux de lampes, petits	Casier n° 25.	
Cisaille de ferblantier	Casier n° 15.	
Collodion	Tiroir n° 2.	Dans deux flacons.
Compte-gouttes, ordinaires	Tiroir n° 2.	
Cordonnet de soie pour ligature	Casier n° 9.	

DÉNOMINATION DES MATIÈRES ET OBJETS.	Indication des casiers ou des compartiments où ils se trouvent.	OBSERVATIONS.
Coton cardé, n° 1	Casier n° 17.	
	Casier n° 23.	
Coussins matelassés pour gouttières diverses	Casier n° 10.	Pour jambes.
	Casier n° 23.	
	Casier n° 26.	Pour jamb. et cuisses.
Coussins à fractures	Casier n° 22.	Petit.
	Casier n° 26.	Grands et moyens.
Cuvettes à pansement	Tiroir n° 8.	
E		
Eau-de-vie	Casier n° 3.	Dans un flacon.
Epingles	Casier n° 5.	
	Casier n° 9.	
Eponges fines, ordinaires	Tiroir n° 4.	
Eprouvette graduée, de 200 centimètres cubes	Casier n° 1.	
Ether sulfurique alcoolisé	Casier n° 2.	Dans deux flacons.
Extrait d'opium	Casier n° 2.	Dans un flacon.
Extrait de quinquina gris, aqueux	Casier n° 2.	Dans un flacon.

F		
Fanions d'ambulance	Casier n° 9.	Tricolore et Convention de Genève.
Feuilles de thé hysven	Tiroir n° 3.	Dans un flacon.
Fioles à médecine de 250 millilitres	Casier n° 1.	
Fioles à médecine de 125 millilitres	Casier n° 1.	
Fil à coudre	Casier n° 9.	
Ficelle forte	Casier n° 12.	
Fiches de diagnostic	Casier n° 13.	
Flacons en verre blanc, de 12 centilitres	Tiroir n° 2.	Vides.
Flacons en verre blanc, de 50 centilitres	Tiroir n° 3.	Vides.
Flacons carrés, petits	Tiroir n° 6.	
	Tiroir n° 7.	
Flacons en métal anglais	Tiroir n° 8.	
Fournitures de bureau	Casier n° 13.	
G		
Gaze à pansement	Casier n° 9.	
Glycine	Tiroir n° 2.	Dans deux flacons.
Glycérolé d'amidon	Tiroir n° 3.	Dans un flacon.
Gobelets de 30 centilitres	Tiroir n° 8.	
Gouttières en fil de fer — pour bras et avant-bras	Casier n° 14.	
Id. avec flex.	Casier n° 14.	
pour jambes	Casier n° 14.	
	Casier n° 15.	
pour cuisses et jambes	Casier n° 27.	

DÉNOMINATION DES MATIÈRES ET OBJETS.	Indication des casiers ou des compartiments où ils se trouvent.	OBSERVATIONS.
Grand linge à pansement	Casier nº 5. Casier nº 20. Casier nº 24.	
H		
Huile à brûler	Coffre de la voiture	Dans une burette.
Huile d'arachides	Tiroir nº 3.	Dans un flacon.
I		
Irrigateurs Eguisier, de 1 litre	Tiroir nº 8.	
L		
Lacs en treillis, pour appareils à fractures	Casier nº 5. Casier nº 9.	
Lampe à alcool	Tiroir nº 8.	
Lanternes avec réflecteur et souche	Casier nº 25. Coffre de la voiture	

DÉNOMINATION DES MATIÈRES ET OBJETS.	Indication des casiers ou des compartiments où ils se trouvent.	OBSERVATIONS.
M		
Mèches plates nº 6	Casier nº 25.	Dans une boîte (B).
N		
Nitrate d'argent fondu	Tiroir nº 2.	Dans un flacon.
O		
Objets de bureau	Casier nº 13.	
P		
Papier sinapisé	Tiroir nº 2.	
Perchlorure de fer liquide	Tiroir nº 2.	Dans deux flacons.
Percaline agglutinative	Tiroir nº 2.	
Petit linge à pansement, ordinaire	Casier nº 5. Tiroir nº 6. Tiroir nº 7. Casier nº 14. Casier nº 16.	
Petit linge à pansement, fenêtré	Tiroir nº 6. Tiroir nº 7. Casier nº 16.	
Pelotes compressives de Larrey	Casier nº 5.	
Pierre à repasser et à aiguiser	Tiroir nº 8.	Dans un étui.

DÉNOMINATION DES MATIÈRES ET OBJETS.	Indication des casiers ou des compartiments où ils se trouvent.	OBSERVATIONS.
Pieds de table d'opération à dossier...............	Paroi externe (côté droit).	
Poire en caoutchouc, pour laver les plaies.........	Tiroir n° 6. Tiroir n° 7.	
Pot à tisane de 1 litre, en fer battu.............	Tiroir n° 8.	
Pot de pharmacie, dit canon, de 6 centilitres.......	Tiroir n° 2.	Vides.
Poudre d'ipécacuana............................	Tiroir n° 3.	Dans un flacon.
Protochlorure de mercure (calomel)...............	Tiroir n° 3.	Dans un flacon.
R		
Registre médical...............................	Casier n° 13.	
Réservoirs à eau, de 25 litres, en fer battu........	Comparts spéciaux (côté du siège).	
Ruban de fil...................................	Casier n° 5. Casier n° 9.	
S		
Savon blanc....................................	Casier n° 12.	Dans une boîte à compartiments, D.

Sac d'outils, complet	Coffre de la voiture	
Serviettes de toile............................	Casier n° 9.	
Scie à main, petite............................	Casier n° 24.	
Seringues de Pravaz...........................	Tiroir n° 4.	
Seringues à piston, en étain....................	Tiroir n° 4. Tiroir n° 6. Tiroir n° 7.	
Seringues à injection, en verre.................	Tiroir n° 4. Tiroir n° 6. Tiroir n° 7.	Dans un étui.
Silicate de potasse............................	Tiroir n° 3.	Dans un flacon.
Sous-azotate de potasse........................	Tiroir n° 2.	Dans deux flacons.
Sondes coniques...............................	Tiroir n° 4.	Dans une boîte.
Sondes œsophagiennes.........................	Tiroir n° 4.	Dans une boîte.
Sparadrap de diachylon gommé.................	Tiroir n° 2.	Dans cinq étuis.
Spatules à grain d'émétique....................	Tiroir n° 2.	
Sucre blanc....................................	Casier n° 12.	Dans une b. à comp. D
Sulfate d'atropine.............................	Tiroir n° 2.	Dans une boîte.
Sulfate de zinc, en cristaux....................	Tiroir n° 2.	Dans un flacon.
Sulfate d'alumine et de potasse.................	Tiroir n° 3.	Dans un flacon.
Sulfate de magnésie...........................	Tiroir n° 3.	Dans deux flacons.
Sulfate de quinine.............................	Tiroir n° 3.	Dans un flacon.
T		
Table d'opération à dossier.....................	Fond de la voiture.	

DÉNOMINATION DES MATIÈRES ET OBJETS.	Indication des casiers ou des compartiments où ils se trouvent.	OBSERVATIONS.
Tabliers d'officier de santé	Casier nº 9.	
Tabliers d'infirmiers	Casier nº 9.	
Taffetas gommé	Casier nº 9.	
Tartrate d'antimoine et de potasse	Tiroir nº 3.	Dans un flacon.
Thermomètres à mercure, pour salles	Tiroir nº 4.	Dans une boîte.
Tubes à drainage	Tiroir nº 4.	

V

DÉNOMINATION DES MATIÈRES ET OBJETS.	Indication des casiers ou des compartiments où ils se trouvent.	OBSERVATIONS.
Ventouses	Tiroir nº 6. Tiroir nº 7.	

APPROVISIONNEMENTS

DES AMBULANCES

APPROVISIONNEMENTS DES AMBULANCES

CHARGEMENT DE VOITURE D'ADMINISTRATION

Nomenclature par lettre alphabétique et arrimage des objets qu'elle renferme.

DÉNOMINATION DES MATIÈRES ET OBJETS.	Indication des compartiments, casiers, coffres où ils se trouvent placés.	OBSERVATIONS.
A		
Allumettes amorphes...................	Paroi lat. gauche.	Dans une boîte en zinc.
Appareils à distribution, en bois..........	Id.	
Assiettes en fer battu................	Casier n° 5.	
B		
Bassine à distribution en fer battu.........	Paroi lat. gauche.	
Beurre demi-sel...................	Coffre n° 3.	Dans un pot en grès,
Biscuits (paquets)................	Coffre n° 8.	
Bols à potage pour soldats.............	Casier n° 5.	
Bougeoirs en cuivre...............	Casier n° 5.	
Bougies.....................	Coffre n° 11.	
Brocs à vin...................	Casier n° 5.	
C		
Cadenas....................	Casier n° 5.	
Café.....................	Compartiment n°7	
Cafetières à filtre...............	Casier n° 5.	
Casseroles à queues articulées en fer battu, avec couvercle...............	Casier n° 5.	
Chocolat...................	Coffre n° 8.	
Ciseaux de lampes...............	Coffre n° 11.	Dans une boîte avec les mèches.
Ciseaux (paire) moyens.............	Paroi lat. droite.	
Condiments divers...............	Coffre n° 11.	
Conserves de bouillon (Liebig).........	Coffre n° 2.	
Conserves de légumes.............	Coffre n° 1.	
Conserves de lait...............	Coffre n° 3.	
Conserves de julienne.............	Coffre n° 1.	
Conserves de viande.............	Coffre n° 2.	
Couperet (petit)...............	Paroi lat. gauche.	
Couteau de cuisine, à abattre, à émincer, grands, moyens et petits.............	Paroi lat. gauche.	
Couteaux de table...............	Casier n° 5.	

DÉNOMINATION DES MATIÈRES ET OBJETS.	Indication des compartiments, casiers, coffres où ils se trouvent placés.	OBSERVATIONS.
Cuillers à bouillon de 50 centilitres.............	Etagère nº 4.	Dans une boîte.
Cuiller à distribution de 0.37,5.................	Etagère nº 4.	Dans une boîte.
Cuillers à soupe en fer battu...................	Casier nº 5.	
E		
Eau..............................	Compart. spécial, à gauche, en dehors de la voiture.	Dans un rérervoir en fer battu.
Eau-de-vie...........................	Compartiment nº5	Dans une bouteille.
Ecuelles pour soldats.......................	Casier nº 5.	
Ecumoires..........................	Etagère nº 4.	Dans une boîte.
Eponges ordinaires	Casier nº 2.	
F		
Fagots résineux	Coffre nº 11.	
Fanions d'ambulance......................	Casier nº 2.	1 tricolore. 1 portant la croix de la Conv. de Genève.

Ficelle forte..................................	Casier nº 3.	
Fleur de farine................................	Coffre nº 10.	
Fourchette de cuisine, moyenne.................	Etagère nº 4.	
Id. petite....................	Etagère nº 4.	
Fourchettes en fer battu......................	Casier nº 5.	
Fournitures de bureau........................	Casier nº 1.	
Fusil de boucherie...........................	Paroi lat. gauche.	
G		
Gamelles en fer battu........................	Casier nº 3.	
Gobelets en fer battu........................	Casier nº 3.	
H		
Hache.......................................	Paroi lat. gauche.	
Hachette	Id.	
Huile à brûler...............................	Coffre nº 11.	Dans un vase et dans une burette.
Huile à manger..............................	Compartiment nº5	Dans une bouteille.
I		
Imprimés de comptabilité......................	Casier nº 1.	

DÉNOMINATION DES MATIÈRES ET OBJETS.	Indication des compartiments, casiers, coffres où ils se trouvent placés.	OBSERVATIONS.
L		
Lanternes avec réflecteur	Casier n° 5.	
Légumes secs	Coffre n° 10.	
M		
Marmites de campagne	Fond de la voiture.	
Marteaux ordinaires, grands	Paroi lat. droite.	
Mèches plates, n° 6	Coffre n° 11.	Dans la boîte B pour le service et C en réserve.
Mesure en fer-blanc, de 1 litre et de 25 cent	Casier n° 3.	
Moulin à café	Casier n° 5.	
O		
Objets de bureau	Casier n° 1.	

P		
Passoires creuses	Etagère n° 4.	
Pelles à main en tôle forte	Paroi lat. droite.	
Poêles à frire, moyennes	Etagère n° 4.	
Pots à tisane en fer battu	Casier n° 5.	
Pruneaux	Coffre n° 1.	
R		
Romaine oscillante	Paroi lat. droite.	
Riz	Compartiment n°6	
S		
Sacs à denrées	Casier n° 2.	
Sac à outils	Coffre sous le siège.	
Salières	Casier n° 5.	
Saindoux	Coffre n° 3.	Dans deux pots en grès.
Savon de Marseille	Coffre n° 11.	
Seaux en toile	Coffre sous le siège	
Seaux ordinaires, de 10 à 15 litres	Casier n° 5.	

DÉNOMINATION DES MATIÈRES ET OBJETS.	Indication des compartiments, casiers, coffres où ils se trouvent placés.	OBSERVATIONS.
Scie de boucherie	Partie lat. droite.	
Scie montée pour le bois	Id.	
Sel gris	Coffre n° 11.	Dans la boîte A.
Serviettes pour la toilette	Casier n° 4.	
Sucre blanc	Compartiment n°7	
T		
Table articulée avec pieds en X	Paroi lat. gauche	
Tabliers d'infirmiers	Casier n° 2.	
Tire-bouchons	Paroi lat. droite.	
Torchons	Casier n° 4.	
Trépieds en fer forgé	Fond de la voiture.	
V		
Vermicelle	Compartiment n°6	
Verres à boire	Casier n° 5.	

Viande fraîche	Au crochet de la boucherie.	
Vin	Dans le compartiment spécial à droite en dehors de la voiture, dans un réservoir en bois.	
Vinaigre	Compartiment n°5	

APPROVISIONNEMENTS DES AMBULANCES

CHARGEMENT DE VOITURES D'APPROVISIONNEMENTS DE RÉSERVE

Nomenclature par lettre alphabétique et arrimage des objets qu'elles renferment.

DÉNOMINATION DES MATIÈRES ET OBJETS.	Indication des caisses où ils se trouvent.	OBSERVATIONS.
VOITURE D'APPROVISIONNEMENT N° 1		
PHARMACIE ET CHIRURGIE		
A		
Acétate de plomb cristallisé.....................	Caisse n° 1.	Dans 1 flac. boîte n° 7
Acide acétique .:...........................	Caisse n° 1.	Dans 1 flac. boîte n° 5
Aci de chlorhydrique.........................	Caisse n° 1.	Dans 1 flac. boîte n° 7
Acide phénique cristallisé.....................	Caisse n° 1.	Dans 2 flacons. Boîte à 9 comp. A.
	Caisse n° 2.	Dans 1 flac. boîte B.
Agaric amadouvier............................	Caisse n° 1.	Boîte n° 2.
Alcool à 90°.................................	Caisse n° 1.	Dans 1 flac. boîte A.
Alcoolé de cannelle..........................	Caisse n° 2.	Dans 1 flac. boîte B.
Alcoolé de camphre..........................	Caisse n° 1.	Dans 1 flac. boîte A.
Alcoolé de digitale..........................	Caisse n° 1.	Dans 1 flac. boîte S.
Alcoolé d'iode..............................	Caisse n° 1	Dans 1 flac. boîte n° 7
Alcoolé d'extrait d'opium.....................	Caisse n° 2.	Dans 1 flac. boîte B.
Alcoolat de cochléaria........................	Caisse n° 1.	Dans 1 flac. boîte n° 7
Alcoolat de mélisse..........................	Caisse n° 2.	Dans 1 flac. boîte B.
Ammoniaque liquide..........................	Caisse n° 2.	Dans 1 flac. boîte B.
Attelles en bois pour fractures du bras...........	Caisse n° 7.	
Attelles Id. de l'avant-bras.....	Caisse n° 7.	
Attelles Id. de la jambe........	Caisse n° 7.	
Attelles articulées pour fractures de cuisse........	Caisse n° 7.	
Attelles-palettes (palmaires).....................	Caisse n° 7.	
Axonge benzoïnée............................	Caisse n° 2.	Dans 2 pots, boîte n° 8
Azotate d'argent cristallisé.....................	Caisse n° 1.	Dans 1 flac. boîte n° 5
Azotate de potasse...........................	Caisse n° 1.	Dans 1 flac. boîte n° 7
B		
Bandes de carton............................	Caisse n° 8.	
Bandages de corps (triangulaires, etc.)...........	Caisse n° 5.	
Bandes roulées..............................	Caisse n° 4.	
Bouchons de liège, grands.....................	Caisse n° 3.	Boîte n° 3.
Bouchons de liège, petits.....................	Caisse n° 3.	Boîte n° 3.

DÉNOMINATION DES MATIÈRES ET OBJETS.	Indication des caisses où ils se trouvent.	OBSERVATIONS.
C		
Camphre	Caisse n° 1.	Dans 1 flacon. Boîte à 9 comparts A.
Carbonate de potasse purifié	Caisse n° 1.	Dans 1 flac. boîte n°7
Cataplasme Lelièvre	Caisse n° 1.	
Charpie	Caisses n° 7 et 8.	
Chlorhydrate de morphine	Caisse n° 2.	Dans 1 flac. boîte B.
Chlorate de potasse	Caisse n° 3.	Dans la boîte n° 2.
Chloroforme	Caisse n° 2.	Dans 1 flac. boîte B.
Ciseaux, moyens	Caisse n° 1.	Dans la boîte n° 3.
Collodion	Caisse n° 1.	Dans 1 flac. boîte n°7
Cordonnet de soie à ligatures	Caisse n° 5.	
Coton cardé, n° 1	Caisses n° 4 et 7.	
Coussins à fractures	Caisse n° 8.	
Cuvettes à pansement en fer battu	Caisse n° 5.	
D		
Diachylon (sparadrap)	Caisse n° 2.	

DÉNOMINATION DES MATIÈRES ET OBJETS.	Indication des caisses où ils se trouvent.	OBSERVATIONS.
Draps pour pansement	Caisse n° 5.	
E		
Eau	Compart. spécial à gauche, près du siège de la voit., dans 1 tonneau cerclé en fer.	
Entonnoir ordinaire en verre blanc	Caisse n° 1.	Boîte n° 3.
Epingles	Caisse n° 5.	
Eponges fines	Caisse n° 3.	Boîte n° 5.
Eponges à la ficelle	Caisse n° 1.	Boîte n° 6.
Ether sulfurique alcoolisé	Caisse n° 2.	Dans 1 flac. boîte B.
Extrait d'opium purifié	Caisse n° 1.	Dans 1 flac. boîte n° 6
Extrait de quinquina gris	Caisse n° 2.	Dans 1 pot boîte n°8.
F		
Feuilles de thé	Caisse n° 2.	Dans la boîte n° 4.
Ficelle fine	Caisse n° 5.	
Fioles à médecine, de 250 millilitres	Caisse n° 3.	Boîte n° 9.
Fioles à médecine, de 125 —	Caisse n° 2.	Dans les boîtes 3 et 4.
Flacons en verre blanc	Caisse n° 1.	Vides, boîte n° 6.
	Caisse n° 3.	Vides, boîte n° 9.
Fleurs de tilleul	Caisse n° 3.	Dans les boîtes 4 et 8.

DÉNOMINATION DES MATIÈRES ET OBJETS.	Indication des caisses où ils se trouvent.	OBSERVATIONS.
G		
Gaze à pansement....................	Caisse n° 8.	
Glycérolé d'amidon...................	Caisse n° 2.	Dans 2 pots, boîte n°8
Glycine............................	Caisse n° 1.	Dans 3 flac., boîte A.
Gouttières en fil de fer, pour bras et avant-bras....	En vrac.	
Gouttières en fil de fer, pour bras et avant-bras, avec flexion à angle droit........................	En vrac.	
Gouttières en fil de fer, pour jambe.............	En vrac.	
Gouttières en fil de fer, pour cuisse.............	En vrac.	
Grand linge à pansement....................	Caisse n° 5.	
H		
Huile d'arachides....................	Caisse n° 1.	Dans 1 flac., boîte à 9 compartiments A.
I		
Irrigateur Eguisier, de 1 litre....................	Caisse n° 5.	

L		
Lacs en treillis, pour fractures....................	Caisse n° 5.	
Linge à pansement (grand)....................	Caisse n° 5.	
M		
Mortier en porcelaine....................	Caisse n° 1	
N		
Nitrate d'argent fondu....................	Caisse n° 1.	Dans 1 flac. boîte n°5
P		
Papier à filtrer, ordinaire....................	Caisse n° 1.	
Papier sinapisé....................	Caisse n° 1.	Dans la boîte n° 6.
Pelotes compressives de Larrey.................	Caisse n° 5.	
Percaline agglutinative....................	Caisse n° 1.	Dans la boîte n° 6.
Perchlorure de fer liquide....................	Caisse n° 1.	Dans 1 flac. boîte n°7
Petit linge à pansement, ordinaire.................	Caisse n° 6.	
Petit linge à pansement, fenêtré.............	Caisse n° 6.	
Pilules de sulfate de quinine....................	Caisse n° 1.	Dans 15 étuis, b. n° 2.
Pilon en porcelaine émaillée....................	Caisse n° 1.	
Pommade mercurielle....................	Caisse n° 2.	Dans 1 pot, boîte n° 8.

DÉNOMINATION DES MATIÈRES ET OBJETS.	Indication des caisses où ils se trouvent.	OBSERVATIONS.
Poudre d'ipéca	Caisse no 2.	Dans 1 flac., boîte B.
Poudre de rhubarbe	Caisse no 1.	Dans 1 flac., boîte no 7
Protochlorure de mercure	Caisse no 1.	Dans 1 flac., boîte no 3
R		
Ruban de fil	Caisse no 5.	
S		
Seringues à piston, en étain, pour injection	Caisse no 5.	
Silicate de potasse	Caisse no 2.	Dans 1 flacon, boîte B
Soufre sublimé	Caisse no 1.	Boîte no 1.
Sous-azotate de bismuth	Caisse no 2.	Dans la boîte no 2.
Sparadrap de diachylon, gommé	Caisse no 2. / Caisse no 3.	Dans 7 étuis. / Dans 8 étuis.
Sparadrap vésicant	Caisse no 3.	
Spatules diverses, en os.	Caisse no 1.	Boîte no 3.
Spatule à grains d'émétique	Caisse no 1.	Boîte no 3.
Sulfate d'alumine	Caisse no 3.	Boîte no 2.
Sulfate de magnésie	Caisse no 3.	Boîtes nos 4 et 5.
Sufate de zinc	Caisse no 1.	Dans 1 flac., boîte no 5
T		
Tartrate d'antimoine (émétique)	Caisse no 1.	Dans 1 flac., boîte no 5
Thé	Caisse no 2.	Dans la boîte no 4.
Tilleul	Caisse no 3.	Boîtes nos 4 et 8.
V		
Vessies de porcs	Caisse no 3.	Boîte no 9.

DENOMINATION DES MATIERES ET OBJETS.	Indication des caisses où ils se trouvent.	OBSERVATIONS.
VOITURE D'APPROVISIONNEMENTS N° 2.		
CHIRURGIE (SUITE) ET ADMINISTRATION.		
A		
Attelles conjuguées, en fil de fer, pour fractures de bras.	Caisse n° 3.	
Attelles Id. de l'avant-bras...................................	Caisse n° 3.	
Attelles conjuguées, en fil de fer, pour fractures de la jambe...................................	Caisse n° 3.	
B		
Bougies...	Caisse n° 5.	Dans la boîte A.
Burettes pour l'huile à brûler...................	Caisse n° 5.	Pour lant.—marines d'ambulance, n° 1.
	Caisse n° 5.	Pour lant.—marines d'ambulance, n° 2.
C		
Cadenas, petits...................................	Caisse n° 5.	
	Caisse n° 5.	Dans la boîte D.
Ciseaux de lampes................................	Caisse n° 5.	Pour lant.—marines d'ambulance, n° 1.
	Caisse n° 5.	Pour lant.—marines d'ambulance, n° 2.
Conserves de bouillon............................	Caisse n° 4.	
Conserves de viande..............................	Caisse n° 4.	
Conserves de julienne............................	Caisse n° 4.	
Conserves de lait concentré......................	Caisse n° 4.	
Conserves de légumes (oseille)...................	Caisse n° 4.	
Coussins à fractures..............................	Caisse n° 1.	
	Caisse n° 2.	
Coussins matelassés pour gouttières.............	Caisse n° 3.	
Couvertures en laine.............................	Dans une bâche.	N° 1.
	Couvertures.	N° 2.
E		
Eau-de-vie..	Dans un tonneau cerclé en fer, sans chaînettes.	

DÉNOMINATION DES MATIÈRES ET OBJETS.	Indication des caisses où ils se trouvent.	OBSERVATIONS.
F		
Fanions d'ambulance..........................	En vrac.	
H		
Hache.................................	En vrac.	
Hampes pour fanions d'ambulance.............	En vrac.	
Huile à brûler.............................	Caisse nº 5.	Pour lanterne-marine d'ambulance, nº 1.
	Caisse nº 5.	Pour lanterne-marine d'ambulance, nº 2.
	Caisse nº 5.	Dans deux burettes.
L		
Lanterne marine en verre blanc..............	Caisse nº 5.	
Lanterne marine, verre rouge................	Caisse nº 5.	
Légumes secs...............................	Caisse nº 4.	

M		
	Caisse nº 5.	Dans la boîte B.
Mèches plates pour lampes....................	Caisse nº 5.	Dans la caisse, pour lant.-marine d'ambulance, nº 1.
	Caisse nº 5.	Dans la caisse, pour lant.-marine d'ambulance, nº 2.
Musettes à pansement........................	Caisse nº 5	Vides.
P		
Pelles de terrassiers.......................	En vrac.	
Pioches....................................	En vrac.	
Plâtre à mouler.............................	Caisse nº 3.	Dans la boîte nº 10.
S		
Sac à denrées..............................	Caisse nº 5.	
Sac d'outils...............................	Caisse nº 5.	
Savon de Marseille.........................	Caisse nº 5.	
Scie montée pour le bois....................	En vrac.	

DÉNOMINATION DES MATIÈRES ET OBJETS.	Indication des caisses où ils se trouvent.	OBSERVATIONS.
Sel...................................	Caisse n° 5.	Dans la boîte C.
Serpe..................................	Caisse n° 5.	
T		
Taffetas gommé.........................	Caisse n° 3.	
V		
Vin....................................	Compart. spécial à gauche de la voiture, dans un tonneau cerclé en fer.	
Vinaigre...............................	Caisse n° 5.	Dans 2 bouteilles.

MATÉRIEL ACCESSOIRE

TRANSPORTÉ

SUR CHAQUE VOITURE D'APPROVISIONNEMENTS

DE RÉSERVE.

Bidons avec sourroies pour brascardiers........	En vrac.	
Brancards avec bretelles......................	En vrac.	
Brassards....................................	En vrac.	

TABLE DES MATIÈRES

PREMIÈRE PARTIE
SERVICE DANS LES HOPITAUX

TITRE PREMIER
Service des infirmiers.

CHAPITRE PREMIER

RÉCEPTION DES ENTRANTS

CHAPITRE II

VISITE DES ENTRANTS PAR LE MÉDECIN DE GARDE

CHAPITRE III

ARRIVÉE DES ENTRANTS DANS LES SALLES

CHAPITRE IV

SERVICE DES SALLES DES MALADES

CHAPITRE V

SOINS PARTICULIERS A DONNER AUX MALADES

CHAPITRE VI

LOTIONS, FOMENTATIONS, IRRIGATIONS, ETC.

CHAPITRE VII

BAINS GÉNÉRAUX, PARTIELS, BAINS DE VAPEUR, ETC.

CHAPITRE VIII

SERVICES GÉNÉRAUX

TITRE II

Service des infirmiers-majors.

CHAPITRE PREMIER

DEVOIRS GÉNÉRAUX

CHAPITRE II

SERVICE DANS LES SALLES DES MALADES

13.

DEUXIÈME PARTIE

SERVICE DES HOPITAUX EN CAMPAGNE

TITRE PREMIER

CHAPITRE PREMIER

CONSIDÉRATIONS GÉNÉRALES

CHAPITRE II

SERVICE DES AMBULANCES ACTIVES

CHAPITRE III

CHAPITRE IV

SERVICE DES AMBULANCES DE RÉSERVE ET DES HOPITAUX DE CAMPAGNE

CHAPITRE V

SERVICE DES HOPITAUX TEMPORAIRES

TITRE II

Relèvement et transport des blessés.

CHAPITRE PREMIER

CHAPITRE II

TRANSPORT AVEC LE BRANCARD

CHAPITRE III

TRANSPORT A BRAS D'HOMME

CHAPITRE IV

TRANSPORT A DOS DE MULET

CHAPITRE V

TRANSPORT AVEC LES VOITURES D'AMBULANCE

CHAPITRE VI

APPROVISIONNEMENTS D'UNE AMBULANCE ACTIVE

Paris. — Imp. Vᵛᵉ P. Larousse et Cⁱᵉ, rue Montparnasse, 19.

* *
*

PARIS. — IMPRIMERIE Vve P. LAROUSSE ET Cie

19, RUE MONTPARNASSE, 19

* *
*